気の奥義

～気を循環すれば幸福《ハッピー》になれる～

西野流呼吸法がもたらす三大奇跡

3年縛りの秘法・
お義父さんへのヒーリング・
銀婚式の日のワイングラスの奇跡

DVD付

山﨑秀夫・著

青月社

まえがき　～奇跡を起こす呼吸法とは？～

私が西野流呼吸法を始めて、もう25年になります。その間、風邪もひいたことがありません。また、西野流呼吸法をやることで、本当に健康になったことを実感しています。これは誰にとっても同じだと断言できます。

実際、骨密度（骨の丈夫さ、カルシウム量）ひとつとっても、今から5年ほど前に最高値に達したのです。

西野皓三大先生が創出した「西野流呼吸法」のシステムは、体の動き（ボディワーク）と呼吸（ブリージング）と意識（イマジネーション・パワー）を合理的に組み合わせることによって、体と心を癒し、人間誰もが本来持っている、生命エネルギーを活性化し、潜在能力を開花させてくれました。まさに老若男女を問わず誰もが、楽しく、速く、確実に気をとらえることができる、最も優れたメソッド（方法）であると私は確信しています。

そのシステムについて整理し解説してみます。概略は以下のようになります。

◆足芯呼吸

自ら意識することで、全身の経絡（気の流れるルート）に気をめぐらせます。そのことによって、細胞を活性化させ、体外からのエネルギーを体全体に流れやすくする呼吸法（ブリージング・メソッド）です。

大地のエネルギーを吸い上げるようなイメージで、「足の裏→足の内側の経絡→丹田《たんでん》→背骨→百会《ひゃくえ》まで」という流れをイメージして、鼻で息を吸います。

百会（脳）に達したところで3秒間ほど呼吸停止させたまま、体の前面の経絡を通して丹田までエネルギーを誘導します。

息を口で吐きながら、丹田のエネルギーを広げて足の裏まで落とします。

◆対気

対気は、気のエネルギーのコミュニケーションといえます。老若男女を問わず、楽しく、危険もなく、確実に速く気をとらえ、自己を知り、相手を知ることで、エネルギーの交流ができるのです。これは人種や言語、文化の相違に左右されません。真に根本的なノンバーバル・コミュニケーションであって、細胞レベルでのエネルギーコミュニケーションに他なりません。

◆対気の効果

対気は、「気で飛ぶ」という単なるパフォーマンスではなく、以下に示すようなさまざまな効果があるのです。

【気功からみた対気の効果】

経絡（気の流れるルート）を開くことで、速やかに気の体内循環が良くなります。その結果、60兆個の細胞に生命エネルギーが行きわたり、病気にならない健康体になります。

【大脳生理学からみた対気の効果】

強い外気を発する気功師の脳波は、脳全体がα波になっています。

気のエネルギーは常に同調現象（シンクロナイズ）を引き起こしやすいため、気によって体が飛ぶ方の脳もα波になります。

脳全体がα波になると、β-エンドルフィンやエンケファリンといった脳内麻薬物質が分泌され、多幸感、絶対感、一体感、悟りといった精神状態になります。

【分子生物学からみた対気の効果】

私たちの体を構成する60兆個の細胞はその一つ一つに約数百個のミトコンドリアが存在しています。その内膜にあるナノ分子モーターが、クルクルと回り続けて、呼吸で得た酸素と食で得た栄養素をもとにATP合成酵素を産出しており、生きるためのエネルギーを供給し続けています。

対気によって、ナノ分子モーターの回転スピードが2倍に上がり、ミトコンドリアもATP産出効率を高めます。

【意識心理学からみた対気の効果】

一般に人はエゴ、ストレス、トラウマ（精神的外傷）といったブロックがあるために、顕在意識と潜在意識はつながっていません。しかし、対気によってブロック（障壁）を取り除くことで、人間誰もが持っている本来の潜在能力が覚醒し開花します。

弘法大師空海は、彼の著した『即身成仏義』の中で、「身・口・意の三密加持すれば速疾に顕わる」と言っています。

まさに「身（体の動き）」と「口（呼吸）」と「意識（イマジネーション・パワー）」を合理的に組み合わせることによって、細胞が活性化して若返り、心身ともに健康になって潜在能力が活性化します。素晴らしい人生を送れるようになるのです。

西野流呼吸法の稽古場を、紹介しておきます。ぜひ、呼吸法の修得に参加していただければ、幸甚のいたりです。

【東京校】渋谷区松濤2―11―15　TEL03-3469-2484
【大阪校】天王寺区大道4丁目10―17新井ビル5・6F　TEL06-6772-1115

「いつ、やるか？　今でしょ！」

さあ、いよいよ本文へと続きます。この本は私が経験した数々の出来事を記したものですが、西野流呼吸法が産み出す奇跡の世界そのものといえます。では、人生の新たなステージにご招待しましょう。

西野流呼吸法がもたらす三大奇跡◉目次

CONTENTS

CONTENTS

第10章 奇跡の海外旅行 117

I フランス8日間の旅
［2008年10月8日（水）〜15日（水）］

II 神々の島・バリ島の旅
［2012年1月25日（水）〜30日（月）］

III アメリカ・インディアンの聖地・セドナへの旅
［2012年2月23日（木）〜3月1日（木）］

IV 雷龍の国・ブータン
［2012年9月13日（木）〜16日（日）］

第11章 奇跡の国内旅行 135

I 諏訪大社への旅
［2008年10月8日（水）〜15日（水）］

II 日本三景の1つ、天橋立への旅
［2013年3月14日（木）15日（金）］

III 宮崎・鹿児島への旅
［2013年4月4日（木）〜6日（土）プラス7日（日）］

西野流呼吸法がもたらす三大奇跡

第1章

奇跡の妻との出会い

誰と出会い、どんな結婚をするか。
その奇跡的なチャンスは突然やってきた。
私は運命を強く感じて、決断した……。

自分が好意を抱いている人と出会う確率は、一体どのくらいか？　あなたには、その数字が想像つくだろうか……。

男性か女性か、世界の人口を60億人と考えても、単純に考えれば男と女はそれぞれその半分の30億人。その中の1人と出会うわけだから、その確率は30億分の1。出会うというだけでも、これは奇跡なのである。

その運命的な奇跡の瞬間は、1984年（昭和59年）9月30日に突然やってきた。私と妻の幹子は、生涯その日を忘れることができない。その日が、確率30億分の1の出会いの日になろうとは、私は予想さえしなかった。

そのような大切な日に、私は朝の5時まで酒を飲んでいた。1年前に結婚した一つ年下の弟に子供が生まれたお祝いを兼ねて、グラスを片手にバーボンを飲みほしていたのだった。

「自分も伯父さんになったんだなあ」と想いながら、まだ、結婚していなかった私には、少なからず焦りもあった。

予定では朝10時から名古屋の栄にある中日ビルで、お見合いの予定だった。双方のお母さんと本人同士の4名が席についた。

会が始まった時点では、かなりお酒が残っていた私は、誰が見ても二日酔いの酩酊状態を隠すことはできなかった。顔は真っ赤で、伏し目がち。そんな恰好で、この大事な席についたのだ。ところが人間、何が功を奏するか、わからない。そんな私の姿を見た、目の前の彼女は、「あら、なんて純情な人なんでしょう！」と、まったくの勘違いをしてしまったのだ。ただし、社会の窓は、開きっぱなしだったそうだ（ああ～！　恥ずかしい～）。

また、向こう側のお母様が言うには、

「**幹子という名前は、元愛知県知事の桑原幹根さんから、いただいたんですよ。**幹根さんの幹の字を取ってミキコと呼んでもモトコと呼んでも、よろしいと言われたので、幹子《もとこ》とつけたんですよ。お爺さんの山﨑弥市西尾市市会議員が、初孫が生まれたとき、大変喜んで、有力県会議員とともに、桑原さんのところに頼みに行ったんですよ」

とのことだった。

私は、二日酔いの中にも、その言葉が、深く、深く、印象に残った。

桑原幹根……元愛知県知事。元全国知事会会長。山梨県出身。内務省に入り、昭和21年、官選愛知県知事。昭和26年、愛知県知事に当選。以後、６期24年にわたり、県政を担い、戦後の大愛知を築いた伝説上の大人物である。

父は私が小学校2年のとき、2度目の赴任地である愛知県名古屋市に着任した。そのときの愛知県知事が桑原幹根さんであり、父は桑原氏に心酔し、以来「ずっーと、愛知にいさせてください」と懇願し、願いが叶ったのだった。そうした経緯から、私には父から、桑原知事のことを聞かされて育った記憶があった。

初めて出会ったときの幹子は、本当に可愛らしい女性だった。そして、やさしい。おまけに、金城大学卒業の才色兼備だ（妹も、私の弟の嫁も金城大学卒）。さらに、山旺《さんよう》建設（株）という建設会社の社長の一人娘だ。この結婚はまさに、わが人生の奇跡に違いないと、私は直感した。

私は、はやる気持ちを抑えながらも、3度目のデートのときに、プロポーズをしていた。プロポーズの言葉は、

「礼治さんに仲人をやってもらおう！」

のひと言だった。

彼女は、すぐにOKをしてくれた。礼治さんとは、時の愛知県知事である鈴木礼治さんのことである。

じつはこの結婚のことを私は初恋の人、しーちゃんにも相談した。しーちゃんとは、小学校5、

6年と同じクラスで、中学校もクラスは違うものの同じ学校で、ずっーと恋心を抱き続けていた女性だった。

中学卒業後、私は東京の暁星高校、中央大学法学部へと進み、彼女は地元の金城高校、大学に進んだ。大学卒業後、私が地元の中部電力（株）に勤めていた3年目に、アルバイトで中電に来ていた同級生の女性の仲介で、再び、しーちゃんと出会うことができた。ただし、2人だけで逢ったのは、この相談のときが最初で最後である。

私は、こう切り出した。

「僕は結婚しようと想う。その子は、山﨑幹子さんといって、桑原幹根さんに名前をもらったんだ。可愛らしくて、やさしくて、建設会社の社長の1人娘で、おまけに、しーちゃんと一緒の金城大学卒業なんだよ」

「しの、最高の結婚じゃない！　おめでとう！」

私にとってその彼女の言葉は半分嬉しくもあり、半分悲しくもあった。

プロポーズ後のデートのとき、まったく予想もしないことが起きた。車の中から電柱が見えたとき、何気なく私は、

「あの電柱も中部電力の資産なんだよ。総資産2兆円、社員数約2万人いる中部地方ナンバー1の

会社なんだよ」

と自慢した。

ところが、彼女は突然、これまでいろいろと話し合ってきた2人の結婚のあり方とはまったく異なることを口にした。

彼女は強い口調でこう主張した。

「私は、山旺建設社長夫妻の1人娘。養子に入って会社を継いでください。もし、拒否されるなら、この結婚はなかったことにします」

じつはそのとき、このまま結婚していいものかどうか、私の心も少なからず揺れていた。私にはどうしても叶えたい夢があったからだ。

それは勤めている中部電力で30歳になったら（当時28歳）、ＴＯＥＦＬを受けて、ＭＢＡを取得するため2年間留学するという夢だった。

「だから、結婚して留学してから、お義父《とう》さんの会社に行くのは、どうだい？」

「駄目です。すぐ結婚して養子に入ってください。そうならないなら、この結婚はありえません」

と強い口調で言った。

海外留学という当時の私の夢は、25年後に息子が叶えてくれることになるが、これについては、後に紹介する「奇跡の3年縛りの秘法」で詳しく述べさせていただく。

私がそのとき在籍していたのは、社員2万人の中部電力だった。それに対し、わずか64名の山旺建設。私にはリーダーとして、中小企業を引っ張っていく経験も技術も度量も自信も何もない。

私は逡巡していた。そこでまずは双方の父親同士が名古屋のホテルで、話し合いの場を持ったのだった。

帰ってきた父から開口一番、出た言葉は意外なものだった。

「向こうのお父様は、なかなか重厚で、いい感じの方だったぞ。おまえ、中電を辞めて山旺建設に行けや。篠塚の名前なら、弟がすでに結婚して残っているから、養子に行ってもいいぞ」

なんともサバサバした口調だった。父も父なりに私の将来を真剣に考えたすえのことだったのだろう。

そこでまずは、彼女の家を訪問して、義父さまに会うことになった。

運転する車の中で、「どんな人なんだろう。田中角栄元総理大臣みたいな人かな」と、勝手に想像を膨らませているうちに、彼女の導きによって、西尾市にある豪邸に着いた。

同じ敷地に会社の建物も建っていた。彼女の父親である山﨑隆夫さんは、父が私に話してくれたとおりの人物だった。重厚で篤厚で、とにかく嘘をついたり、ほらを吹いたりするタイプではないのは、すぐにわかった。

思いもよらなかったが、最初の1時間は、仏教学者で東京大学名誉教授の中村元さんが書いた『ブッダの世界』を片手に仏教のことについて熱く語られた。私も中学時代から、仏教には、とくだんの関心を持ち、高校、大学時代には、真言密教の宗教団体観音慈恵会（現阿含宗）に入会もしていたので、熱心に聴いていた。そして、いよいよ本題。お義父さんは、おもむろに手帳を取り出してこう言った。

「なあー。秀夫くん。私が、会社の基礎は造った。後は社長業といっても、スケジュールを見ると、宴会、宴会、宴会、ゴルフ、宴会、宴会、ゴルフじゃぞ。要は、宴会とゴルフをうまく、こなしてくれれば、いいんじゃよ」

「はあ～そんなもんかいな～」と私は想った。

帰り際に、お宅のトイレを借りたときのこと。なんとトイレは、汲み取り式だった。それは東京、名古屋という都会育ちの私にとっては衝撃的なことだった。

しかし、考えてみると、汲み取り式ということは、今後、この地域では下水工事の仕事が出てくることを意味している。つまり、この会社は有望だと思いなおした（後に、日本下水道事業団発注の終末処理場の仕事が取れたのだが、このときには、そんなことは夢想だにしていなかったが）。

こうしたことを考えたうえで、私は決断した。

2度目に、社長のところにおじゃましたとき、私は幹子と結婚して養子に入り、中部電力を辞めて山旺建設にお世話になることを告げた。

社長は、たいそう喜ばれ、なんともいえない素晴らしい笑顔で、

「そうだ。結婚式は、名古屋観光ホテルで挙げよう。すぐさま電話して、空いている日取りを聞いてみよう」

と言い、その結果、決まった日が6月9日だった。

わずか2回目で、結婚式の場所、日にちまで決まるとは、なんというスピード結婚だろう（後で知ったことだが、6月9日の6と9という数字は、タオから観て、陰陽合わせ持つ最高の数字だという。ちなみに、皇太子・雅子妃殿下の結婚式も6月9日である）。

1985年（昭和60年）6月9日。私たちは、新実富太郎愛知県副知事ご夫妻のご媒酌で、正に華燭の典を挙げた。新実さんは、愛知県政史上、2人目の2期8年副知事を務めた名副知事である。

祝辞を述べられたのは、桑原幹根元愛知県知事をトップバッターに、鈴木礼治愛知県知事、栗原祐幸防衛大臣（当時は長官）、松永亀三郎中部電力新社長、本多貫一西尾市市長、稲垣実男衆議院議員、吉田幸一中部電力（株）副社長、中部経済連合会副会長、杉浦正行愛知県議会議員（後の安城市市長）、（株）名古屋銀行・加藤千麿社長と続き、なんと9人にも及んだ。

乾杯の音頭は、地元選出の県議会議員川上万一郎先生にお願いした。ただ1つ、残念だったのは、父の大親友である、村田敬次郎通産大臣は、現職だからという理由で、祝電に終わったことだった。

ここで、桑原幹根元愛知県知事のスピーチを紹介させていただこう。

「耳が遠くなった私は、丸善にて補聴器を買い求め、今、新実さんの言っていたことを、ちゃんと聞いていました。**30年前、山﨑家には、御懇情を賜り、そのような因縁があるので、この私の幹根の幹をあげて、幹子《もとこ》というお名前をつけさせていただきました。**

私の好きなアメリカの詩人でありますジョン・グリーフ・ホイッティアーの言葉にこういう言葉がございます。『Of all sad words, of a tongue, of a pen, the sadest are these : It might have been, It might have been.』。言葉で話されたあるいはペンで書かれた言葉のうち、最も悲しい言葉は、このような言葉である。かくかくしかじかであれば良かったのに。どうかそのような悔恨の情を起こさない人生であってほしい。

秀夫君、幹子さんという最高最良の組み合わせですから、そのような心配は毛頭必要ないかもしれませんが、老婆心ながら、つけ加えさせていただきます」

桑原先生はこのとき92歳。最後の結婚式出席だったと聞く。先生とは、妻と一緒に、結婚前に事務所で1回、結婚式後には先生のご自宅でお話をさせていただいた。その3年後、帰らぬ人となった。

葬儀は覚王山日泰寺で執り行われた。焼香を待つこと1時間、父や元副知事、新実副知事などが立って整列して迎えてくれた。

南無阿弥陀仏……。

まさに、愛知県、西尾市の政財界のお歴々の方々、中央政界からは現役の栗原祐幸防衛大臣も……。

そういえば、観光ホテルの前に、機動隊を乗せた装甲車が2台止まっていた。これは現職の栗原祐幸防衛大臣が来ていたからだ。

後の会合で会った鈴木光男さん（全国中小建設業協会会長・愛知県土木研究会会長）に、

「わしが出た結婚式で、スピーチしなかったのは、君のが、初めてじゃ。しかし、あのメンバーじゃ、俺の出る幕はないわいな。ワハハ」

と言われてしまった。

長い、長い1日が終わり、その夜、私は自分の父母に、感謝の意を述べるとともに、新しく行く山旺建設での活躍を心に深く誓ったのだった。

西野流呼吸法がもたらす三大奇跡

第2章

奇跡の経営能力

サラリーマンの時代とは違う。
企業のトップとしての自覚を持ち、
「願望実現法」を実行して
ただひたすらに邁進する。

いよいよ新しい時代に向けて船出のときが来る。その事実に対して、一抹の不安とともに妙な自信と希望が、確実に私の中で芽生えていた。

2週間というハワイへの新婚旅行を終えて帰国し、7月2日に私は山旺建設に入社した。最初の5カ月間は、製材部・資材部で研修があったが、アメリカに渡ってMBAの資格を取りたいと思っていたくらいだから、私は、経営者というものはまず、経理・財務に明るくなければいけないと、毎晩、建設業に関する経理の本を読んだ。

幸い、建設業振興基金というところが、毎年、建設業経理事務士試験を実施していることを知り、翌年、4、3級、その翌年、2級、そのまた翌年、1級建設業経理士・財務分析試験を受け、合格した。全部、90点以上だったと記憶している。

次に、受験したのは、宅地建物取引主任者試験。これは、75点で合格した。

私は、高校時代、マーフィーの法則等のいわゆる「願望実現法」を読んでこれを実行に移していた。山旺建設に入ってからも、すっかりと心と体に身につけていた願望実現法によって、次々と難関の資格試験を突破していった。

しかもすべてが二日酔いで受験というものだったが、それでも全部の試験に合格した。特に二日酔いがきつかったのは、中央大学法学部受験のときと、お見合いのときと、1級土木施工管理者試験受験のときだった。1級土木試験のときは、昼休みに二日酔いのうえにカレーライスにビールをあおって臨んだ。

そして、平成2年からは、西野流呼吸法に通い始め（次章で詳述する）、徐々に気の力を身につけ始めていた。そんななか迎えた1級土木施工管理者試験。まず、勉強の仕方を変えた。徹底した過去問主義に変更した。初めのうちは、何が何だかわからなかったが、何度も何度も繰り返し解答を読むうちに、それまで霧の中に隠れていたものが、なんとなくわかってくるから不思議だ。

当日はいつもどおり二日酔いで臨んだ試験だったが、前半を終わって、間違いは30問中1問だった。合格は間違いないと確信して、昼休みにはカレーライスにビール。後半も1問だけ間違えた。おそらく、全受験者でトップの成績だ。願望実現法、万歳‼ 西野流呼吸法、万歳‼ 2次試験もおそらく満点近いはずだ。

翌年、1級建築施工管理技士を受け、85点、2次試験も突破した。建設業に入って計9回の試験に合格。平均点は90点以上の成績だった。

しかし、なんといっても、中小企業にとって必要なのは営業力。当時、鈴木礼治愛知県知事が、愛知万博の開催、新文化会館の建設、中部新国際空港の建設を3点セットにあげていた。

そこで、私はそれに真似て、中部電力の碧南火力発電所、新文化会館・愛知県図書館、日本下水道事業団の3つを3点セットとして掲げるようになった。

妻には、「あなたは、この会社の能力をわかっていないんじゃない?」と笑われたが、私には自信があった。私は願望実現法とお父さんの人脈を使いきることで、次々と仕事をモノにしていった。

まずは、中部電力である。山旺建設は、まだ取引会社にさえなっていなかった。ところがなんと1回目の申し込みで、岡崎支店、名古屋支店、名火センターの各土建安全協議会の登録業者にしていただいたのだった。そして、その年の12月、中電岡崎支社発注の西尾営業所駐車場設置工事を359万7000円で、初めて受注したのだった。その晩は、妻に赤飯を炊いて祝ってもらった。小さな小さな第1歩だった。

そして、いよいよ本丸の碧南火力である。その2、3年後に、隣接する碧南市に、中部電力が国内最大の石炭火力発電所を建設する予定だった。私は、建設予定地に足を運び、願望実現法を行った。願望実現法は、できるだけ具体的なイメージが必要だ。私は、わが社の現場監督者である角岡信也さんが活躍しているイメージまで浮かべていた。

いよいよ平成元年、鹿島建設からお声がかかり、碧南火力建設現場に向かう車の中には、角岡さんがいた。角岡さんの体は、感動のあまり、小刻みに震えていた。

要望や指示といったことは何もしていなかったが、1号機総排電気室他新築工事1億3584万円と、サービスビル新築の内建物工事2億1500万円という仕事をいただいた。続いて、本館付近ケーブルピットおよび電らん管基礎工事などを、5430万円で受注した。

平成4年には本店登録業者になり、同年、岡崎市の新富変（配）新設の内建物工事を1億4120万円で受注。翌年は、豊田市の竹生変（配）新設の内建物工事を1億7967万円で受注した。中部電力からの受注の総計は、なんと10億4096万円にものぼった（**資料1-1、2**）。

次は、日本下水道事業団が発注する矢作川浄化センターの建設工事である。2、3年後に、西尾市の埋め立て地、衣浦14号地に、日本下水道事業団が、下水道の終末処理場を建設する予定だという。当時、日本下水道事業団は、東京の虎ノ門にある第18森ビルにあった。なんの因果か、この18森ビルこそ、私が中部電力の本店時代の2年間、たびたび訪れていた場所だった。

私は中電に入社して3、4年目は、本店燃料部長期計画グループに配属し、インドネシアのボンタン基地から、ＬＮＧ（液化天然ガス）を20年間にわたって輸入する契約を担当していた。関西電力、中部電力、大阪ガス、東邦ガスが、コンソーシアムを組み、総合商社である日商岩井が加わって、ＪＩＲＣＯという会社を創設した。その会社が入居していたのが第18森ビルだった。ハーバード大学出身の弁護士、マッセー氏をメンバーに加えて、輸入契約書の細部まで、検討に検討を重ねていった。そういえば、初めて受注した中電西尾営業所の工事３５９万７０００円は、自分が１、２年目にいたビルの岡崎支社が発注したものだった。どこか縁を感じずにはいられなかった。そして今回も、なんだかうまくいくような気がした。

そして、昭和63年8月、待望の矢作川浄化センター建設工事その２工事を、戸田・山旺ＪＶで受注した。受注額は、９億７６１６万円、わが社の取り分は2億９２８４万円だった。現場技術者は、私が繰り返し願望実現法でイメージしていた西尾英二さんだった。

その後、佐伯・山旺ＪＶ、飛島・矢作・山旺ＪＶ、大林・山旺ＪＶ、飛島・山旺ＪＶ、戸田・山旺・丸洋ＪＶ、名工・山旺・黒柳ＪＶなどのＪＶで受注を取り続け、ＪＶでの受注額は、１４７億１８９３万円、山旺建設の分は43億５３３３万円にまで達した（**資料２−１、２参照**）。

戸田建設とは、矢作川浄化センターその２工事をＪＶで受注した御縁から、下請けの立場で仕事をいただくようになった。そして、土木の下請け会・土友会、職長会の会長にもなった。そうした積極性も加勢して、矢作川浄化センター躯体コンクリート打ち工事から名鉄太田川仮線高架解体スラブ桁撤去工事までいただいた。工事額の総計は約65億円であった（**資料3―1、2参照**）。

そして、3点セットの3つ目の目標は愛知県の発注する新文化会館・愛知県図書館の受注である。まずは、JVに入るためには、設計コンペに勝ち抜くことが必要になる。ところが、設計部は多忙をきわめていて、とても愛知県図書館の図面など書けないという。彼らも、おそらく、そんな世間の耳目を引くような工事を受注できるなんて信じられなかったのだろう。

結局、約40億円の愛知県図書館建設工事、約600億円の愛知県芸術文化センターは、指名をいただいただけで終わってしまった。

そこで、矛先を変えて、同じく愛知県が発注する西尾市の小焼野橋に的を絞った。超大手のK建設がすでに設計をしていた。矢作古川（二級河川）に架かる橋は、従来、地元業者が施工してきたということもあり、建設後のメンテは地元業者がやらなければならないのだからということで押しまくった。

平成3年9月に受注して以来、平成6年までに受注額の総計は13億3900万円にのぼった（**資料4参照**）。

これをもって、私が当面目指した3点セットは完成した。万歳〜！

1994年（平成6年）には、かつて中部電力に在籍していた関係もあり、まだ専務取締役だったにもかかわらず、社団法人中部経済連合会（略して中経連）に、38歳の若さで入会することができた。

西尾市に隣接する幸田町の川口文夫中経連会長のご自宅の工事を、竹中工務店の下でお手伝いをさせていただいた。また、私が会長を務める社団法人西尾法人会の講師として、お呼びしたこともあった。そのとき、「中電を辞めた人間で、最も成功したのは君だ！」と、お褒めの言葉をいただいた。

そして、1997年（平成9年）11月、私は41歳の若さで代表取締役社長に就任した。

1年目の決算においては、不況の真っ只中にあった建設業界ではあったが、わが社は山旺建設史上最高の105億円という工事高を記録した。

以降も、米津老人保健施設新築工事では、超大手のT建設に決まっていたものをひっくり返したり、MICグループ三浦印刷第2工場増築工事では、反対者を説得して受注したりと、ひた走った。

さまざまな人たちとの交わりの中に西尾整体の三宅真洋先生がいた。三宅先生は私の対気で吹っ飛んだことがもとで、交友が生まれたのだが、設計・施工のお仕事をいただくまでになった（**資料5参照**）。２００８年（平成20年）に社団法人西尾法人会会長に、54歳の若さで就任した。会員数は約１７５０社にも及ぶ大所帯であった。

▼気の教室を活用して仕事を受注する

２００９年（平成21年）８月お盆休み前の夕礼のことである。私は緊急事態宣言を発した。なんと、翌期の予定完成工事が16億４７００万円しかないのだ（通常は40億位）。売上アップにいかに取り組むべきか、全社あげての対策が求められていた。そして私は、販促の一手段として、気の教室の活用を思いついたのである。

それから1年4カ月の間に、私が気と願望実現法で取った仕事はなんと24億３７００万円。建築は全部設計施工まで担当した。

２０１１年10月から気の教室の中に願望実現法を取り入れた。かつて巨人軍の長嶋監督が松井秀喜育成のために立てた１０００日計画ではないが、３年で経営を再建するというものだった。

そして、2012年（平成24年）は、気の教室に訪れる人みんなが幸せになる年となる（第9章の奇跡の天の岩戸神社参照）。

一方で、2011年（平成23年）9月の完成工事高は、25年ぶりに50億を割り、47億7690万に沈んだ。この年度は役員の給与は3分の1カット、役員賞与は夏・冬各1カ月（通常は各3カ月）、社員も賞与各1・5カ月（通常は5～6カ月）と、節約の年となった。社員全員が頑張ってくれたこともあり、税引き前当期利益は6200万円をなんとか確保することができた。

2012年（平成24年）も、みんなよく仕事を取ってくれた（第9章の奇跡の天の岩戸神社参照）。9月の完成工事高は63億8900万円で、税引き前当期利益は6900万円に回復した。

それに満足することなく、社員一丸となって、引き続き全力で仕事を取ってきてくれた。山﨑克弥常務は（株）畔柳工業の平原新工場の仕事を、石塚部長はオートバックス各務原店や西尾道光寺有料老人ホームを、加原次長は社会福祉法人の特別養護老人ホーム第2せんねん村の工事を10億9950万円で、三村係長はあいや米津新工場新築工事を取ってきた。私も稲垣元副知事が社長を務める名古屋競馬（株）の社屋増築工事を受注した。

2013（平成25年）9月、なんと建築だけで50億超の受注を達成した。過去の建築月間最高受注額は15億円だから、なんと「3・3倍返し」だ。

10月には13億円でスーパーヤマナカ西尾寄住店の受注もあった。スーパーヤマナカの中野義久社長は一昨年の盆休みの最後の日に私の会社で初めて会った。スーパーを建てるため、わが社の資材部の土地と隣のアスカ工業の土地を借りたいというのが用件だった。

中野社長と私は同い年ということもあり、最初から打ち解けた雰囲気だった。私は30分間ほとんど気の話ばかりしていた。気のＤＶＤをお渡ししたところ、後日そのＤＶＤを観てびっくりされたそうである。その年の忘年会で顔を合わせたときについ宗教の話になり、真の宗教は弘法大師空海の真言密教であるということで意見の一致をみた。そして、親交はますます深まった。

年末の挨拶に訪れたときの話だ。中野社長の唇が少し曲がって見えた。

「アレッ！　社長、体の調子が悪いんですか」

と私が尋ねると、

「ギクッ！　山﨑社長には何でも見破られてしまうな。実は1週間前、帯状疱疹で5日程入院していたんだよ」

との返事が返ってきた。

２０１３年（平成25年）９月の決算は、完工高77億６４００万円、税引き前利益1億７２００万円だった。そしてきわめつけが、山旺建設（株）史上最高額の13億で出した見積もりの値段を了承してくれたことだ。

「中野社長、本当に本当にありがとう！」

ただただ感謝あるのみだ（**資料6参照**）。

そして２０１４年（平成26年）９月の決算は、会社始まって以来最高の完工高１１０億円を記録し、税引き前当期利益は１億７３００万円にのぼった。

建築社員には年間９・５カ月、土木社員には９カ月の賞与を払った。４年前、25年ぶりに50億を割って47億に沈んだ工事高を63億、77億、そして山旺建設操業以来最高の１１０億円まで発展させたのである。

まさに奇跡の復活と快進撃であり、これをもってついに１０００日計画は完成したのである。

資料1-1

中部電力（株）受注工事

契約日	発注者	工事名	税抜契約金額
S61.12.09	中電岡支	西尾（営）駐車場設置工事	3,597,000
S63.07.13	中電岡支	碧南（営）移転先既設建物撤去他工事	11,330,000
S63.08.19	中電岡支	法光寺変Tr（配）増強の内建築工事	21,990,000
S63.11.29	中電岡支	西尾（電）会議室改造工事	6,830,000
H2.05.31	中電岡支	碧南（営）資材倉庫撤去工事	8,900,000
H2.08.24	中電岡支	富好変Tr（配）増設の内建築工事	19,190,000
H4.10.07	中電本部資材部	新富変（配）新設の内建築工事	141,200,000
H5.06.24	中電岡支	一色（変）固定スプレー設置の内土木工事	1,650,000
H5.08.05	中電岡支	一色資材置場設置工事	18,520,000
H5.08.30	中電本部資材部	竹生変（配）新設の内建物工事	179,670,000
H6.02.18	中電岡支	西尾（営）資材倉庫便所設置他工事	6,430,000
H7.01.27	中電岡支	西尾無線局舎トイレ新設工事	2,570,000
H7.02.06	中電岡支	西尾（営）本館玄関ロ自動扉化他工事	4,200,000
H7.09.04	中電岡支	西尾（営）本館事務室床修繕工事	5,830,000
H7.11.01	中電火力セ	碧南火力発電所NO1・2号重油タンク周辺巡視路整備工事	5,030,000
H8.01.17	中電岡支	刈谷電柱置場門扉戸車他修繕工事	3,430,000
H8.02.19	中電岡支	中原分岐線　鉄塔敷地舗装	5,400,000
H8.11.15	中電岡支	南安城西尾線NO、11，12鉄塔敷地整備	3,370,000
H9.06.05	中電火力セ	碧南火力変電所　灰捨地余水処理装置傾斜板沈殿槽目地修理工事	2,210,000
H9.07.16	中電岡支	中島（変）便所改良工事	2,290,000
H10.02.05	中電岡支	西尾幸田線NO19他鉄塔敷整備	9,580,000
H11.02.24	中電岡支	西尾（営）駐車場整備工事	2,340,000
H11.07.08	中電岡支	西尾変防音壁修理	2,456,000
H11.11.05	中電岡支	幡豆変Tr（配）増設の内建築工事	7,384,000
H11.11.05	中電岡支	幡豆（変）便所改良他工事	4,380,000
H13.09.27	中電岡支	西尾（変）本館他屋根防水改良他工事[工期調整型]	9,890,000
H14.11.26	中電岡支	吉良（変）他本館外壁修繕工事	438,000
H15.9.30	中電岡支	西尾電柱置場輪台修繕工事	1,260,000
			491,365,000

資料1-2

中部電力（株）受注工事

契約日	発注者	工事名	税抜契約金額
H1.05.31	鹿島・大成・西松・日本国土JV	碧南火力発電所1号機総排電気室他新築工事	135,840,000
H1.07.31	鹿島建設㈱	碧南市等4市1町大学環境監視装置設置の内収納庫他設置工事	8,464,200
H1.09.30	鹿島・鴻池・錢高・東急JV	碧南火力発電所サービスビル新築の内建物工事	215,000,000
H1.12.31	鹿島建設㈱	本館付近ケーブルピットおよび電らん管基礎工事他	54,300,000
H2.07.31	鹿島建設㈱	サービスビル追加工事	4,000,000
H10.02.17	㈱熊谷組　名古屋支社	碧南火力発電所4号機ボイラ基礎ほか工事に伴う重機作業路盤改良工事	79,000,000
H10.07.14	㈱熊谷組　名古屋支社	碧南火力発電所5号機ボイラ基礎ほか工事に伴う重機作業路盤改良工事	53,000,000
		計	549,604,200

総計	1,040,969,200

資料2-1

日本下水道事業団　受注工事

契約日	発注者	工事名	山旺税抜契約金額	JV税抜契約金額
S63.8.31	日本下水道事業団	矢作川浄化センター建設工事その2	292,848,630	976,162,100
S63.11.4	日本下水道事業団	矢作川浄化センター建設工事その3	192,966,480	643,221,600
H1.8.7	日本下水道事業団	矢作川浄化センター建設工事その4	110,853,000	369,510,000
H1.11.28	日本下水道事業団	矢作川浄化センター建設工事その8	29,700,000	99,000,000
H2.3.30	日本下水道事業団	矢作川浄化センター建設工事その9	28,650,000	95,500,000
H2.11.9	日本下水道事業団	矢作川浄化センター建設工事その16	31,200,000	104,000,000
H2.11.9	日本下水道事業団	矢作川浄化センター建設工事その17	41,718,000	139,060,000
H3.7.8	日本下水道事業団	矢作川浄化センター建設工事その18	49,815,000	166,050,000
H3.8.22	日本下水道事業団	矢作川浄化センター建設工事その23	106,803,000	356,010,000
H2.3.30	日本下水道事業団	矢作川浄化センター建設工事その10	28,350,000	81,000,000
H2.9.28	日本下水道事業団	矢作川浄化センター建設工事その11	82,250,000	235,000,000
H3.8.6	日本下水道事業団	矢作川浄化センター建設工事その21	37,968,000	108,480,000
H6.3.29	日本下水道事業団	矢作川浄化センター建設工事その25	100,789,500	479,950,000
H7.2.3	日本下水道事業団	矢作川浄化センター建設工事その26	480,081,000	2,286,100,000
H8.9.30	日本下水道事業団	矢作川浄化センター建設工事その27	78,086,400	371,840,000
H9.9.11	日本下水道事業団	矢作川浄化センター建設工事その28	29,103,900	138,590,000
H9.12.24	日本下水道事業団	矢作川浄化センター建設工事その31	8,362,200	39,820,000
H9.11.25	日本下水道事業団	矢作川浄化センター建設工事その30	622,452,000	2,074,840,000
H12.10.4	日本下水道事業団	矢作川浄化センター建設工事その33	604,602,000	2,015,340,000
H14.12.20	愛知県	矢作川流域下水道事業ポンプ棟築造工事	463,800,000	1,546,000,000
H19.10.12	愛知県	矢作川流域下水道事業水処理施設築造工事(その1)	652,038,000	2,173,460,000
H21.2.3	愛知県	矢作川流域下水道事業 機械濃縮棟築造工事	88,000,000	220,000,000
H21.10.6	愛知県西三河建設事業団	矢作川流域下水道事業管渠耐震工事(西小梛第3工区)	143,887,000	0
H25.1.15	愛知県西三河建設事業団	矢作川流域下水道事業水処理施設防食対策工事	49,009,000	0
計			4,353,333,110	14,718,933,700

資料2-2

日本下水道事業団　受注工事

契約日	発注者	工事名	税抜契約金額
H2.09.17	新日本製鉄	矢作川浄化センター水処理設備工事	8,450,000
H5.04.01	新日本製鉄	矢作川浄化センター汚泥仮置き業務	8,378,000
H6.04.01	㈱ﾆｯﾃﾂ･ﾋﾞｼﾞﾈｽﾌﾟﾛﾓｰﾄ東海	矢作川浄化センター汚泥仮置き業務委託	11,040,000
H8.01.31	矢作建設工業㈱	矢作川浄化センター建設工事の内建築業務	136,000,000
H8.04.01	㈱ﾆｯﾃﾂ･ﾋﾞｼﾞﾈｽﾌﾟﾛﾓｰﾄ東海	矢作川浄化センター汚泥仮置き業務委託	9,550,000
H8.07.22	新日本製鉄	矢作川浄化センター水処理設備工事その6	13,000,000
H8.11.10	飛鳥建設㈱	矢作川浄化センター建築工事その27　96矢作川浄化C作業所	2,300,000
H9.03.01	飛鳥建設㈱	矢作川浄化センター建築工事その27軀体その他工事	188,830,000
H10.03.09	環境ｴﾝｼﾞﾆｱﾘﾝｸﾞ㈱	矢作川浄化センター水処理その8	2,500,000
H.10.03.10	㈱大林組	矢作川流域下水道事業矢作川浄化センター建設工事その30健	24,000,000
H10.03.20	㈱大林組	矢作川浄化センター建設工事その30土工事	77,190,000
H10.04.01	㈱大林組	矢作川浄化センター建設工事その30本体工事（基礎工）	15,000,000
H10.05.06	㈱大林組	矢作川浄化センター建設工事その30鋼矢板打板工	12,040,050
H11.03.30	㈱大林組	矢作川流域下水道事業矢作川浄化センター建設工事その30健	3,100,000
H11.05.07	㈱大林組	矢作川浄化センター建設工事その30分配槽及導水管仮設工事	6,000,000
H11.06.25	㈱大林組	矢作川浄化センター建設工事その30重機土工事	7,800,000
H11.09.01	㈱大林組	矢作川浄化センター建設工事その30遊水地盛土工	5,700,000
		計	530,878,050

資料3-1

戸田下請工事

工事番号	枝	発注者	工事名	始期	終期	工事金(税抜)
1096	1	戸田建設㈱	矢作川浄化センター躯体コンクリート打ち	H01.06.01	H01.12.15	80,300,000
2065	1	戸田建設㈱	矢作川浄化センターポンプ等他土木工	H01.06.01	H01.12.15	42,800,000
2127		戸田建設㈱	型枠工事No.22	H02.06.01	H02.08.31	65,150,000
2196	6	戸田建設㈱	篤土工事	H04.03.25	H04.04.10	21,500,000
2237		戸田建設㈱(名古屋市)	西味鋺人道橋(仮称)築造工事(護岸工)	H04.05.12	H05.03.15	210,672,503
2306		戸田建設㈱	矢作川流域下水道事業　場内雨水管布設工事 No.4、10	H05.10.01	H06.3.20	133,543,689
1649		戸田建設㈱	5537150　川崎重工　知多南部ゴミ処理工場棟建築工事	H08.10.01	H09.06.20	724,100,000
1808		戸田建設㈱	三井西尾クリーンセンター建築躯体工事	H10.04.01	H11.09.30	730,000,000
1970		戸田建設㈱	鍋田最終処分場建設工事	H11.12.20	H12.05.31	64,500,000
1990		戸田・山旺・鈴博JV	(仮称)岡山プール建設工事		H12.11.30	241,677,800
1987		戸田建設㈱	特養建設工事	H12.03.10	H12.12.31	186,930,000
4063		戸田建設㈱	額田町北部簡易水道3期　管理棟工事	H12.10.02	H13.03.10	33,500,000
4168		戸田建設㈱	額田町北部簡易水道5期構築工事	H13.10.15	H14.03.20	9,220,000
4222		戸田建設㈱	ｺﾐｭﾆﾃｨ･ﾌﾟﾗﾝﾄ事業　永和台地区処理施設工事	H14.07.15	H15.03.31	125,000,000
2829		戸田建設㈱	フジケン岡崎若松宅地造成　擁壁工	H15.04.25	H15.08.20	127,150,000
2840		戸田建設㈱	クボタ加茂衛生緑ヶ丘場内排水工事他	H15.06.02	H16.02.27	63,600,000
2787		戸田建設㈱	クボタ岡崎最終処分場　コンクリート工事他	H14.05.10	H16.03.20	228,200,000
2889		戸田建設㈱	瀬戸幡野組合宅地造成仮囲い工	H16.03.01	H16.03.31	20,100,000
2895		戸田建設㈱	西尾駅西組合再開発道路　舗装工事他	H16.06.21	H16.10.01	98,765,000
2833		戸田・不動・鈴中JV	名市緑政楠調整池　型枠工	H15.04.04	H16.10.31	207,300,000
2918		戸田・鈴中JV	茬原汚泥再生処理ｾﾝﾀｰ建築躯体工事	H16.10.12	H17.08.31	518,900,000
2370		戸田建設㈱	名市交通庄内公園駅改良　構築工事ほか	H17.10.05	H17.12.15	41,150,000

資料3-2

戸田下請工事

工事番号	枝	発注者	工事名	始期	終期	工事金(税抜)
2996		戸田建設㈱	大和ハウス多度町小山造成宅地地盤改良工	H18.01.15	H18.05.31	16,500,000
2957		戸田建設㈱	住重浅麓汚泥処理センター	H17.06.01	H18.06.30	456,180,000
5011		戸田・白石・太平JV	名市上下水自由ヶ丘調整池既製杭工	H18.04.12	H18.12.20	251,620,000
5038		戸田建設㈱	日特小牧水処理施設躯体構築工事		H19.06.30	102,475,840
5039		戸田建設㈱	多治見市滝呂プロジェクト開発工事(汚水排水工事)		H19.07.31	12,900,000
5013		戸田建設㈱	瀬戸幡野組合宅地造成		H19.09.30	20,900,000
5020		戸田・白石・太平JV	名市上下水自由ヶ丘調整池	H18.07.20	H20.03.10	250,920,000
5057		戸田建設㈱	躯体構築工	H19.07.25	H20.07.10	135,100,000
5050		戸田・鈴中・豊橋JV	豊川浄化センター	H19.06.01	H21.01.31	413,980,000
5091		戸田建設㈱名古屋支店	完成工事補償引当金(土)浅麓汚泥再生処理センター		H21.09.30	6,600,000
505152		戸田建設㈱名古屋支店	ダイヤリックス松本宅造4　表面排水手間工事	H21.12.15	H22.02.15	18,500,000
505185		戸田建設㈱名古屋支店	中日本道路豊川橋下部工　躯体工事他　その1	H23.02.01	H25.02.13	90,025,000
505193		戸田建設㈱名古屋支店	中日本道路新城IC　構造物工事　その1	H23.03.07	H25.04.09	56,100,000
505171		戸田建設㈱名古屋支店	中部地整揖斐川排水機改築　二重締切工他	H22.06.07	H24.03.01	71,911,224
505209		戸田建設㈱名古屋支店	中日本道路豊川橋下部工　躯体工事他　その2	H23.02.01	H25.02.13	265,615,585
505210		戸田建設㈱名古屋支店	中日本道路新城IC　構造物工事　その2	H23.03.07	H25.04.09	226,900,000
505238		戸田建設㈱名古屋支店	名鉄太田川仮線高架解体スラブ桁撤去工事	H24.06.01	H25.06.30	121,900,000
				総計		6,492,186,641

資料4

官庁 小焼野橋 受注工事

契約日	発注者	工事名	税抜契約金額
H3.09.11	愛知県	橋梁整備工事(小焼野橋)	102,000,000
H4.07.10	愛知県	橋梁整備工事(1号工) ※小焼野橋	184,000,000
H4.09.01	愛知県	橋梁整備工事(2号工) ※小焼野橋	229,165,000
H4.12.07	愛知県	橋梁整備工事(3号工) ※小焼野橋	199,985,000
H5.01.07	愛知県岡崎土木事務所	橋梁整備工事(6号工) ※小焼野橋	84,426,000
H5.05.06	愛知県岡崎土木事務所	橋梁整備工事 ※小焼野橋	42,104,000
H5.07.22	愛知県岡崎土木事務所	橋梁整備工事(小焼野橋)2号工	88,561,000
H5.08.27	愛知県岡崎土木事務所	橋梁整備工事(小焼野橋)3号工	127,333,000
H5.09.30	愛知県岡崎土木事務所	橋梁整備工事(小焼野橋)5号工	88,871,000
H5.12.02	愛知県岡崎土木事務所	橋梁整備工事(小焼野橋)2号工	16,865,000
H6.01.28	愛知県岡崎土木事務所	橋梁整備工事(小焼野橋)8号工	53,900,000
H6.02.25	愛知県岡崎土木事務所	橋梁整備工事(小焼野橋)3号工	19,200,000
H6.03.30	愛知県岡崎土木事務所	橋梁整備工事(小焼野橋)の内床版工	59,500,000
H6.09.06	愛知県岡崎土木事務所	橋梁整備工事(小焼野橋)の内右岸取付工	16,455,000
H6.11.04	愛知県岡崎土木事務所	緊急地方道路整備事業 橋梁整備工事(小焼野橋)の内床版工	15,900,000
H6.12.22	愛知県岡崎土木事務所	橋梁整備工事(小焼野橋)の取付工	10,777,000
計			1,339,042,000

資料5

民間　受注工事

契約日	発注者	工事名	税抜契約金額
H9.07.10	(医)米津会	米津老人保健施設新築工事	668,000,000
H12.06.08	米津和幸	医療法人米津会(仮称)グループホーム新渡場新築工事	42,500,000
H13.09.26	(医)米津会	(仮称)グループホーム米津新築工事	45,300,000
H19.12.05	(医)米津会	医療法人米津会シルヴィー西尾新築工事	750,000,000
H16.06.01	㈱エムアイシーグループ	MICグループ新社屋新築工事	440,000,000
H16.11.19	㈱エムアイシーグループ	MICグループ三浦印刷第2工場増築工事	126,450,000
H17.04.20	㈱エムアイシーグループ	MICグループ三浦印刷第一工場改修工事	22,500,000
H14.11.01	三宅真洋	「西尾整体」施術院併用住宅新築工事	57,500,000
計			2,152,250,000

資料6

民間　受注工事

契約日	発注者	工事名	税抜契約金額
H23.03.22	アスカ工業㈱取締役社長	西尾・中畑アスカ工業株式会社新築工事	920,000,000
H23.10.25	㈱あいや 代表取締役 杉	株式会社あいや本社工場店舗棟新築工事	219,047,620
H25.07.10	中原良秀	中原邸新築工事	62,300,000
H25.02.08	㈱熊谷組　名古屋支社	(仮称)アピタ西尾新築工事外構工事	18,500,000
H25.10.07	西尾市長　榊原康正	道路改良工事	45,144,000
H25.09.30	㈱ヤマナカ　代表取締役	(仮称)西尾寄住ショッピングセンター新築工事（建築・土木・舗装）	1,295,830,000
H25.02.04	㈱箱俊　代表取締役　榊	(仮称)株式会社箱俊本社工場新築工事	74,700,000
H24.12.26	㈲ライズ 代表取締役　久	豊川市・寿通有料老人ホーム新築工事	396,500,000
	寺部商店		900,000,000
計			3,932,021,620

総計	6,084,271,620

西野流呼吸法がもたらす三大奇跡

第3章

奇跡の西野流呼吸法との出会い

西野流の呼吸法の対気によって、
触れずして人が飛ぶ不思議。
そのエネルギーは
万国共通のものだった。

神秘的なものや超能力のようなものに、若い頃から興味があった私は、自らもそうした力を身につけたいと願っていた。そのうちの1つが気功であり、西野流呼吸法であった。

1990年（平成2年）10月24日。私は、当時渋谷にあった西野流呼吸法に入門した。そこで西野皓三先生の著作に触れ、ビデオを拝見させていただいた。

高校のときにユリ・ゲラーが来日して、スプーン曲げをやっていたときも、真似をしてやってはみるものの全然曲がらなかった。レコードまで買ってきてユリ・ゲラーの「曲がれ！　曲がれ！」という声に合わせて、スプーン曲げを試みたが、成功しなかった。

また、高校時代から真言密教の宗教団体に入り、大学時代には、もう1つ密教の宗教団体に入った。しかしながら、何一つ、神秘的な体験をすることはなかった。だから、気の力で人の体が飛ばされるなんて、とても信じられなかった。飛ばされるほうも、かなりの修行が必要に違いない……などと、勝手な想像をめぐらせながら、門を叩いたというのが本当のところだった。

▼西野流呼吸法をやると、人生が楽しくてたまらなくなる！

西野流呼吸法には、足芯呼吸と対気という2つのスーパー・メソッドがある。

まず、最初の1時間は、足芯呼吸を中心とした基本稽古。そして、残りの1時間が、対気。基本稽古が終わると西野先生が登場する。全員拍手をもって迎える。

西野先生は、指導員相手に、次々と、対気で飛ばす。初めて見る人は誰でもその迫力に息を飲む。私も例外ではなかった。西野先生との対気ができるのは入門してから6カ月後だ。まずは、指導員の先生との対気から始まる。

私は伊勢指導員と対気をした。いきなり、気が入って、わけもわからず8メートル位吹っ飛んで、後ろのマットに叩きつけられた。

「何じゃ〜こりゃ〜?!」

まったく初めての対気にもかかわらず、感度が鈍いはずの自分が飛ぶなんて、一体どういうことなんだ。

「西野流呼吸法って、凄ーい!!」

そう感じずにはいられなかった。

最初の頃は、私の場合、気が入ると意識が飛んでしまって何もわからなくなり、途中から飛ばされている自分に気づくといった、なんとも不思議な体験をした。

そして、6カ月がたって、いよいよ西野先生との対気となった。当然ながら、西野先生には手も触れずに飛ばされてしまった。不思議なことに、その日を境に力のある指導員の先生には手も触れずに飛ばされるようになったのだった。

最初の1年は、東京に出張の際に宿泊をして、1カ月に4回、計8時間、2年目から5年目は、大阪を中心にほとんど毎週土・日曜泊りがけで、1カ月に18～24回、計36～48時間、西野塾に通った。西野塾は東京と大阪にあるが、西尾からだと、東京に比べて運賃も時間も、ほぼ半分ですむのである。特に大阪では、泊まる場所に、私と同じように地方から西野塾へ通う人たちが5、6人いて、その人たちと酒を酌み交わしながら、夜遅くまで、気の話で盛り上がっていたものである。今となっては楽しい思い出である。

とにかく、西野流呼吸法をやると、細胞が若返るのだろう。心身ともに溌剌として、人生が楽しくて楽しくてたまらなくなる。だから、まるで麻薬患者のように稽古に没頭していたのだった。妻も夜10～11時頃に帰る私の話を聞くのが楽しみだったようだ。

気の感覚もずいぶん高まってきた私は、その頃、庭にあったさざんかの木と対気をしていた。さざんかの木に気を発するとはね返ってきて、私が飛ばされるのだ。ある朝、妻が起きてきて庭を見てみると、そこにさざんかの木に飛ばされている私を発見したのだった。

「わぁ～！　話にはよく聞いていたけど、実際に飛ばされている秀夫さんを初めて見たわ～！」

と、妻もすっかり驚いていた。

その頃、西野塾の大阪にたまに通う（株）デンソーに勤めるAくんが1冊の本を持って自分の家にやって来た。なんと、題名は『気が出る木』である。さざんか、あかまつからは、特別、気が出ているという内容だった。

いつしか気にのめり込んでいた。私は西野塾で気を習うとともに、隣の三重県四日市市で西野流を教えるM先生のところに、妻と息子とともに足を運ぶようになっていた。そこで出会ったのが、藤山久実さんだ。以来、久実さんとの付き合いも、もう20年以上にもなる。その後、アメリカで開かれたマクロビオティックの著名な研究家の久司道夫先生のサマー・カンファレンスに3度、２人で参加するなどして、とてもいい思い出をつくった。

ある日のことだ。「もう人を飛ばせるよ」と妻が言うので、西尾市体育館武道場に10人位集めて対気をやってみた。唯一、飛んだのは中堀陽子さんだった（今では私の気の一番弟子である）。最初は、1カ月に1回の集まりだったが、すぐに2回になり、そして毎週になった。そして、半年後には、ほぼ全員の人たちが飛ぶまでに上達した。その成果だろうか、2001年（平成13年）7月、義父の山﨑隆夫（山旺建設（株）創業者、山旺建設代表取締役会長）が、血小板が極端に減少し、亡くなりかけたのを、気の力で救ったことがあった（第5章の第2の奇跡～お義父《とう》さんへのヒーリングを参照）。

西野流呼吸法を学び続けたおかげで、さまざまな苦境を乗り越え、お義父さんの病気を気の力で治したことへの感謝の気持ちを表すために、大阪の道場に行った。名刺にお礼を書き、事務局に西野先生に手渡していただきたいと申し入れた。

基本稽古の途中、指導員の坂元先生に呼び出され、

「それって凄いことじゃないですか。克明に、レポートを書いてください」

と頼まれた。そこで、レポートを書き終えて基本稽古に戻ると、再び呼び出しがあった。

「西野先生が、あなたの名前と顔がくっつかないとおっしゃっています。そこで、あなたの顔写真を撮らせてください」

とのことだった。

当時は、湾岸戦争の最中で、テレビで多くの指名手配中の顔写真が報道されていた。まるで自分がその1人にでもなったような気分を味わいつつ、写真を撮ってもらい、基本稽古に戻った。

やがて対気で西野先生が登場した。いつものように次々と飛ばしていく。私の順番になったとき、西野先生はこう言った。

「今から稽古をストップする！　ここにいる山崎くんは、西野流に入って10数年。このたび、お義父《とう》さんの重病を気の力で治された。山崎〜！　ノーベル賞をもらってもおかしくないでぇ〜」

それ以来12年連続で、東京都内のホテルで開かれるお誕生日会、道場で開かれる大晦日の越年会に呼んでいただいている。最初のお誕生日会では、約20分間にわたり、西野先生は、私が義父を治した話をされた。

特別待遇を受けているようで、何かお礼をしたいと思った私は、一度、大阪でお世話になった指導員の先生たちに、食事を供したいと申し入れた。そしてポンテベッキォという高級イタリアンレストランで、約15名の塾生、指導員のみんなで楽しいひとときを過ごした。

「なあ〜山﨑〜。今度は東京でも飲みにいこうや〜」

と西野先生が言った。それ以来、年に3〜4回、東京で食事に行っている。先生は、いつも高額なワインをそれも2本持っていらっしゃる。

「先生、ご馳走さま！」

と、みんなでいただくのだが、不思議なことに、西野先生と飲み食べた月は、わが社の月間受注高が多かった。

▼アメリカでも起こった気の奇跡とは？

それからは、気に関する講演・実演が相次ぎ、忙しくなった。

2003年（平成15年）、その当時私は、社団法人西尾法人会の青年部会長をしていたが、その会で、マクロビオティックの久司道夫先生をお呼びして、西尾市総合体育館の2階で講演会をやっていただいた。よい機会だということで、1階の武道場で気を受けて飛んでいただいた。

久司先生を西尾まで連れてきてくれたのは、クリスタルウォーター（株）代表取締役社長の藤山久実さんだ。そのとき別室で、あなたをサマー・カンファレンスのティーチャーにしようとおっしゃられた。

その言葉どおり、その後4年連続でアメリカのニューワシントン州にあるグリーンマウンテン・

カレッジで、気の実演を行った。私が行ったのは足芯呼吸と対気だった。

２００３年の６月13～20日のサマー・カンファレンスでは、６日間、午前６時から午後11時まで、さまざまな実演が行われたが、私は毎日、午前７時から８時までの時間帯を担当した。実に胸躍る体験であった。

１年目は、怪我をさせるといけないので、恐る恐る対気をやっていた。しかし、体重１３０キロ、身長１９０センチ位はあろうかというジョン・スミス氏を相手にしたときは、つい本気になってしまった。見事に飛んで、彼とは固い握手を交わした（**写真１参照**）。その実演に毎日来てくれたのは、ハーバード大学医学部、ワシントン大学医学部卒業の医師ジョージ・ユウ氏と介護施設施設長のケン・カリッジ氏だ（**写真２参照**）。

ジョージは３回目のサマー・カンファレンスの帰りに、藤山さんとともにご自宅に１泊させていただいた。日本に来たときは、わが道場にも寄ってくれた（**写真３参照**）。

サマー・カンファレンス最終日の夕方、ケン・カリッジ氏が突然、

「実は、妻がガンで余命２～３カ月だ。ヒデオの気のパワーだと治るかもしれない」

と言いだした。

そこで奥さまのところに行ってみると、寝ていた体からはガン患者特有のにおいを発していた。

もうこれは駄目だなと想いつつも、1時間半、懸命に手を振りながら気を送った。

翌年行くとケン・カリッジ氏だけが会場に来ていた。ああ、奥さまはお亡くなりになられたんだなあと想った。ところが意外な言葉が返ってきた。

「ヒデオ、本当にありがとう。おかげさまで、あれから家内は元気になってマクロビの講師になって、今、アムステルダムでマクロビの世界大会が開かれているんで、そっちに行っているんだよ」

私は、英語は決して得意ではないこともあり、訳し間違いではないかと想った。

3年目はおふたりとも見えなかったが、4年目にはおふたりともお見えになったのだ。その元気そうな姿と再会できて、私と奥さまは熱い熱いハグを交わした。

思い起こせば、藤山久実さんとともに行った2年目、3年目、4年目のサマー・カンファレンスも楽しい思い出がいっぱいだ。

イエス・キリストに似た2メートル位の巨人（**写真4参照**）をサッカー場のゴールに向けてバーッと飛ばしたり、ある年には、最終日の夕方にクラスがあり、誰も来てくれないんじゃないかなと想っていたら、なんと、六十数名の若い小・中学生が来てくれた。彼ら、彼女らには、気の力で立てなくなる技を実演した。必死に立とうとするが立てない。なんとか立てたのは2、3人だった。

4回目のサマー・カンファレンスは、著名な作家である桐島洋子さんと一緒に参加した（**写真5**

Macrobiotic Wellness Conference

July 13- 20, 2003

6:00 am - 7:00 am **Chanting / Meditation** B. Zumdick **Good Morning Yoga** Sara Ross 7:00 am - 8:00 am **Do-In Self Energizing** C. Motosue **Qi Power Exercise** Hideo Yamazaki	6:00 am - 7:00 am **Do-In Self Energizing** C. Motosue **Good Morning Yoga** Sara Ross 7:00 am - 8:00 am **Tao Yin** Bettina Zumdick **Qi Power Exercise** Hideo Yamazaki	6:00 am - 7:00 am **Good Morning Yoga** Sara Ross **Global Dance** Christine Waltermyer 7:00 am - 8:00 am **Shiatsu in A Chair** Clyde Motosue **Qi Power Exercise** Hideo Yamazaki	Checking Out & Departure
8:00 am - 9:15 am **Vegan Diet / Diabetes** Dr. N. Barnard **Anthroposophy** ▲ R.Koetzsch **Healing The Liver** Blake Gould	8:00 am - 9:15 am **Anthroposophy** ▲ R. Koetzsch **Amazing Grains*** Carry Wolf **Public Presentation** Glenn Brooks	8:00 am - 9:15 am **Menu Planning** Carry Wolf **Feng Shui** Stephen Devine **Five Transformations** Jan Vervecken	
9:30 am -10:45 am **Dream Realms** Bettina Zumdick **What's So Essential?*** C. Pirello **Oral Health** ▲ Dr. James Hardy	9:30 am -10:45 am **Mercury Free** ▲ Dr. James Hardy **Hypnosis for Healing** Jessica Porter **Activism/New World** B. Zumdick	9:30 am -10:45 am **Invest In Health** Dr Gloria Andrioli **Feng Shui** (cont'd) Stephen Devine **Travel Dining** Judy MacKenney	***indicates cooking class**
11 am –12:15 am **Increase Vitality** John Kozinski **Nine-Star Ki** Chico Varatojo **Shiatsu** Shizuko Yamamoto **Food Seductions** ▲ Dr. Neal Barnard	11 am –12:15 am **Palm Healing** Chico Varatojo **Great Food/Sex*** Christina Pirello **Salmon** ▲ Randy Hartnell	11 am –12:15 am **Lifestyle Change** Carry Wolf **Health & Disease** Chico Varatojo **Macrobiotics/Long Haul** *C. Pirello **Macrobiotics In History** R. Mattson	**▲ indicates two-day symposium**
2:00 pm - 3:15 pm **Food Is Elementary** ▲ A. Demas **Painting/Soul IV** A.Riegel-Koetzsch **Cleaning Out** Warren Kramer **Food, Money, Gender** Blake Gould	2:00 pm - 3:15 pm **Feng Shui** Stephen Devine **Painting/Soul V** A. Riegel-Koetzsch **Northern European*** J. v.d. Heuvel **Macrobiotics/Physics** N. Haramein	2:00 pm - 3:15 pm **World Peace** **Through Macrobiotics** Michio Kushi	
3:30 pm - 4:45 pm **Macrobiotics & Fitness** C. Pirello **Strengthening Immunity** J. Kozinski **Northern European*** J. v.d. Heuvel **Carbo Revolution** ▲ T.Shintani	3:30 pm - 4:45 pm **Intimacy, etc** Christina Pirello **Feng Shui** (cont'd) Stephen Devine **Numerology** Sheldon Rice **Macrobiotics/Physics** N. Haramein	3:30 pm - 4:15 pm **Aveline Kushi** **Award Presentation** **Staff Acknowledgement** **Closing Ceremony**	
5:00 pm - 6:15 pm **Kitchen Confidential** ▲ C. Pirello **Iyengar Yoga** Karin Stephan **East-West Connection** Gordon Saxe	5:00 pm - 6:15 pm **Eternal Journey** Michio Kushi **Sea Vegetables*** Carry Wolf **Iyengar Yoga** Karin Stephan **Macrobiotics/Physics** N. Haramein	4:15 pm - 6:15 pm **Talent Show** Jessica Porter, Moderator	
8:00 pm - 9:30 pm **Medical Panel Discussion** ▲ **Ballet** Peter and Jolanta	8:00 pm - 9:30 pm **International Cultural Night** **Tango** Peter and Jolanta	8:00 pm – 11:00 pm **Farewell Party** **Live Band**	Good Bye See you next year!

▲サマーカンファレンスのパンフレット

Kushi Institute International

Killington, Vermont

Welcome to the 2003 Kushi Institute Wellness Conference	6:00 am - 7:00 am **Do-In Self Energizing** C. Motosue **Good Morning Yoga** Sara Ross 7:00 am - 8:00 am **Do-In Self-Massage** Lino Stanchich **Qi Power Exercise** Hideo Yamazaki	6:00 am - 7:00 am **Good Morning Yoga** Sara Ross **Global Dance** Christine Waltermyer 7:00 am - 8:00 am **Do-In Self Energizing** C. Motosue **Qi Power Exercise** Hideo Yamazaki	6:00 am - 7:00 am **Shiatsu in Chair** Clyde Motosue **Good Morning Yoga** Sara Ross 7:00 am - 8:00 am **Qi Power Exercise** Hideo Yamazaki **Global Dance** Christine Waltermyer
	8:00 am - 9:15 am **Acid/Alkaline/Osteoporosis** D.Briscoe **Anthroposophy** Ronald Koetzsch **Five Transformations** C. Varatojo	8:00 am - 9:15 am **Conscious Universe** Ronald Koetzsch **Women's Power/Health** J. Stanchich **Italian Food** Martin Halsey	8:00 am - 9:15 am **Everything You Wanted** J. Fieldman **Anthroposophy/Practice** R.Koetzsch **Shiatsu** Shizuko Yamamoto
indicates cooking class *	9:30 am -10:45 am **Recovery Concerns** Elaine Nussbaum **For Healthy Bones*** Cynthia Briscoe **Introducing Shiatsu** Jan Vervecken	9:30 am -10:45 am **Women's Power** (cont'd) J. Stanchich **Seven Steps** Denny Waxman **Let's Make Tamales*** C. Briscoe	9:30 am -10:45 am **Brain Chemistry** Tom Monte **Everything But Food** Warren Kramer
	11 am –12:15 am **Medical Infrastructure** Dr.G. Yu **Maximizing Energy** Lino Stanchich **Hypoglycemia** Chico Varatojo	11 am –12:15 am **Thirty Years** William Spear **Acupressure Points 2** Abraham Oort **Biological Evolution** Jan Vervecken **Cancer Research I** Gordon Saxe	11 am –12:15 am **Brain Chemistry** (cont'd) Tom Monte **Discover Youth** Denny Waxman **Feminine Health** Chico Varatojo **Acupressure Points 3** Abraham Oort
Checking In and Registration	2:00 pm - 3:15 pm **Liver/Women's Health** D. Briscoe **Painting/Soul I** Anne Riegel-Koetzsch **Arthritis/Osteoporosis** J. Stanchich **Eating Disorders** J.van denHeuvel	2:00 pm - 3:15 pm **Recovering Ability** William Spear **Painting/Soul II** A. Riegel-Koetzsch **Gateway to Health** Ginny Harper **Self-Diagnosis** Lino Stanchich	2:00 pm - 3:15 pm **Recovering Ability** William Spear **Painting/Soul III** A. Riegel-Koetzsch **Disease Prevention** Tom Monte **Health Secrets** John Kozinski
Checking In and Registration	3:30 pm - 4:45 pm **Acupressure Points 1** Abraham Oort **Health and Sickness** Michio Kushi **Naturally Sweet*** Cynthia Briscoe **Sing A Happy Song** Raymond Singer	3:30 pm - 4:45 pm **Recovering Ability** (cont'd) W. Spear **Body Mind & Spirit** Michio Kushi **Eye Care** Mary Nino **Harvest Family Feast*** J. Stanchich	3:30 pm - 4:45 pm **Recovering Ability** (cont'd) W. Spear **Absence of Stress** Jordan Fieldman **Creating An Image*** Warren Kramer **Cancer Research II** Gordon Saxe
Checking In and Registration	5:00 pm - 6:15 pm **Health and Sickness** Michio Kushi **Spleen / Digestion** David Briscoe **T.B.A** John Kozinski **Iyengar Yoga** Karin Stephan	5:00 pm - 6:15 pm **Recovering Ability** (cont'd) W. Spear **Body Mind & Spirit** Michio Kushi **Strengthening Bones** John Kozinski **Iyengar Yoga** Karin Stephan	5:00 pm - 6:15 pm **Recovering Ability** (cont'd) W. Spear **Losing Weight** Denny Waxman **Iyengar Yoga** Karin Stephan **Tradition** Martin Halsey
8:00 pm - 9:30 pm **Welcome Orientation peech** Dr. Martha Cottrell **Introducing the Teachers from Japan**	8:00 pm - 9:30 pm **Women's Health Panel** **Tango** Peter and Jolanta	8:00 pm - 9:30 pm **Recovery Panel Discussion** **Ballet** Peter and Jolanta	8:00 pm - 9:30 pm **Middle East Panel** **Tango** Peter and Jolanta

参照）。桐島さんの著書に、そのときのことが紹介されているので引用させていただく。

［この道はいつか来た道］

午後ホテルに帰ると、若い友人でやはりマクロビのコンベンションに講師として参加する藤山久実さんと山﨑秀夫さんが到着して、私の放浪期は早くも終わりを告げた。わが家でも愛用している浄水器クリスタルウォーターの藤山さんは久司道夫氏の愛弟子だし、建設会社社長の山﨑さんもコンベンションで三年連続気功を教えているベテランだから、この二人と一緒ならなんの心配もない。

早速連れだってクシ・ハウスと呼ばれる久司道夫邸を訪れた。

明日から嫌でもマクロビだけの食生活なのだからと、パーティーの食事を敬遠した私たちは、帰りにゴールデン・テンプルという立派な中華レストランに繰り込み、山﨑社長の大盤振舞でワインを飲みながらシャバの料理の食べ納めをした。

著書『残り時間には福がある』から抜粋

サマー・カンファレンスに参加して想ったのは、アメリカ人にも気のエネルギーは通じるということだ。いやむしろ、アメリカ人のほうが激しく飛ぶ人が多い。初めて行くときは「アメリカ人に気が通じるんだろうか？」と不安もあったが、それは杞憂だった。なにせ気はエネルギーなんだから、エネルギーは万国共通なのだ。

2003年の秋からは地元選出国会議員、杉浦正健先生の若者のセミナー・ポセヤの講師に駆り出された。そのとき杉浦代議士は外務副大臣だった。その後、法務大臣まで登り詰める。

初めてセミナーをやった岡崎市美合にある愛知県青年の家では、今でも語り草になっていることがある。対気で飛んだ石塚守くんが反対側のマットに激突、マットを取り除いてみると、壁に大きな穴が開いていたということである。都合4回、ポセヤの講師を務めさせていただいた。

こんなこともあった。**2007年（平成19年）のゴールデン・ウイークに、石塚守くん、堀尾勉くんとともに、新体道の合宿に参加**したときのことだ。

新体道とは青木宏之先生がひらかれた気の武道である。場所は千葉県九十九里浜だ。駅で降りてそば屋に立ち寄ったところ、あいにく満員で相席ならいいという。相席になったのが、山本幹夫博士（当時、特殊法人放射線医学研究所所長）と小久保博士だった。なんでも気の研究をやっていて今晩、新体道の合宿で研究発表をするというのだ。なんという奇遇だろう。

その夜、気の研究発表が終わった後、山本博士がこう言った。

「なあ〜、山﨑君。私は気の研究をやっているが、気で飛ぶどころか、感じさえもしないんじゃよ」

それなら対気をやってみましょうと申し入れ、実際にやってみたところ、見事に飛んだ。

翌朝、九十九里浜で特訓をしてほしいというので、砂だらけになりながらも、みっちり稽古することができた。山本先生とはそれ以来、御懇情を賜り、後に述べる国会議員の会・人間サイエンスの会で、講演をすることへとつながっていく。また、青木宏之先生にもいろいろと可愛がっていただいた。

そうした体験もあって、このときの私の気の稽古の最後は、新体道の天真五相で閉めさせていただいている。

2007年8月末、山本先生の勧めで第25回生命情報科学シンポジウム、不思議議現象を説明できる「新しい世界像を求めてⅠ」に参加した。場所は長野県の気のパワースポットとして知られる分杭峠と長谷村だった。第2、3回は、神奈川県、箱根湯元ホテルで、第4回は静岡県の富士カーム。私は4年連続で出演した。

同じ年の10月、「世界気功フォーラム2007」において足芯呼吸と対気を披露。場所は東京の代々木フォーラム。出番を待っている間に青年が駆け寄ってきて「スプーンを曲げてください」と頼まれた。目の前でスッと曲げると、青年は「気をやる人は、やはりスプーン曲げもできるんだ」と、納得した顔立ちで立ち去った。

授賞式は翌年2月4日、東京のオリンピック会場であった。優秀気功師賞、優秀表演賞、貢献賞の三賞を受賞した。この日は大雪だった。

この日、その後、長い付き合いとなるタレント矢部美穂さんの妹、矢部美佳さんが結婚式を挙げた。美人三姉妹（美穂、美佳、美希さん）とお母さま（文子さん）には、気の教室に来ていただくようになった。美佳さんは結婚してから子宝に恵まれなかったが、気を始めるとたちまちただちに妊娠して、2012年1月5日、元気な女の子を出産した。

2008年4月に私は、愛知県建築技術研究会西三支部西尾幡豆分会分会長に就任していた。翌年5月、建築技術研究会で私たちは台湾に行くことになった。

5月8日の日だけ1日空いているので、気に関係していることを示すビデオを渡し、誰か有名な気功師を紹介してもらって夕食でも食べたいとJTBに申し出た。返ってきた答えは、丁度5月8日に李鳳山という大先生が、正中記念堂（蔣介石を祭る記念堂。台湾では大統領就任式をここでやるらしい）で年に1度の大祭をやるから、それに出席して昼食を一緒にとろうというものだった。

私が何かやろうとすると、いつもそれを超えることが起こる。まさに気が運を呼ぶというやつだ。桑原幹根さんに名前をいただいた幹子との結婚もそうだし、三点セットの受注（中部電力の碧南火力発電所、新文化会館・愛知県図書館、日本下水道事業団）もそうだった。西野先生に可愛がってもらうようになったのもそうだし、数え上げればきりがない。

5月8日は紺碧の晴れだった。私、妻、10人の生徒さんたちは貴賓席に通された。そこで、2時間ほど祭典を見てから、昼食会場へと移動した。昼食会場は300名ほど入る大会場で、一番前の真ん中の丸テーブルに、私たち夫妻は通された。そして李鳳山先生が隣に座られた。

李鳳山先生……武術・気功の達人で、台湾中に梅門道場という道場を13も持っている。歳は59歳だというのに、白髪でまるで仙人のようだ。

そのような大先生を前にして私は、マットがないから、なくてもできる技を3つ披露した。ワンインチ・パンチと天地融合交流とエクスタシーだ。

李鳳山先生は目を丸くして、「こんな技、見たことな〜い〜」と驚かれていた。

その後、昼食会場を後にして、私たちは梅門道場へ行った。そこで足芯呼吸と対気の実演をした。台湾の方々も交じって、楽しく対気に興じたのだった。

▼過去最高の参加者を記録した私の講演会

この時期、いろいろなところで講演をした。

第7回意識と波動オープンセミナー（東京科学技術館サイエンスホール）、（株）アニュー・ナチュラルグループ本社、自分が所属する西尾ロータリークラブ、碧南ロータリークラブ、吉良ライオンズクラブ、自分が現在会長を務める社団法人西尾法人会等、忙しく講演をして回った。

そして、**２０１０年（平成22年）５月20日（木）、第１１７回人間サイエンスの会で講演をした。**

人間サイエンスの会とは、超党派の国会議員連盟であり、鳩山由紀夫元内閣総理大臣が若き頃、「気の研究会」として発足させた。平成９年に自民党の衆議院議員山本有二氏（元金融・再チャレンジ担当大臣）を会長に、「人間サイエンスの会」と改称した。国会開催中の第３木曜日に、超一流のプロの代替医療の医師、大学の先生、気功、ヨガ、武道の先生らを呼んで講演を行っている。

平成14年1月には太田光信先生が「神意拳、神意氣功、站椿功による自然治癒力、身体能力、潜在能力の開発」、同年5月には新体道創始者青木宏之先生が「遠当て実験結果と新体道」、同年9月にはソニー（株）執行役員上席常務、工学博士、マハーサマーディ研究会主宰の天外伺朗先生が「審美意識の時代へ」、平成15年3月には、成瀬ヨーガグループ主宰（倍音声明協会会長）成瀬雅春先

第117回　人間サイエンスの会　講演

日時　平成22年5月20日（木）午後3時～5時

場所　衆議院第二議員会館　第1会議室

演題　「西野流呼吸法がもたらす奇跡」

講師　山﨑《やまさき》　秀夫《ひでお》　氏

気の教室　代表、　社団法人 西尾法人会　会長
山旺建設㈱　代表取締役 社長
山旺建設工業㈱ 代表取締役 会長

内容：　私の体験している、　西野流呼吸法がもたらす数々の奇跡

・ スプーン曲げ、鍵曲げの　奇跡
・ 雲消しの　奇跡
・ 4回にわたって　写真に光の玉が写る　奇跡
・ 銀婚式の日の　ワイングラスの　奇跡
・ 骨密度が上がり、身心共に健康
・ ヒーリング実績の数々
・ 数々の事業実績

講師自己紹介：　中央大学法学部卒業。中部電力㈱に入社。
入社6年後に妻・幹子と運命的な出会をし、結婚。山旺建設㈱に入社。

平成2年　西野流呼吸法に入門。5年前に自宅に道場を開設。
西野 皓三 先生より唯一、指導員の許可をいただく。

平成17年　神沢 瑞至（かんざわ・ただし）　先生の気療塾学院にて気療師の資格を取得。

平成19年　「世界気功フォーラム2007」において演武。優秀気功師賞、優秀表演賞、貢献賞を受賞。

久司 道夫 先生（マクロビオティック指導者で米国の国立歴史博物館「スミソニアン」に殿堂入り）主催のサマーカンファレンス（米国）にて、4年連続講演・実演を行う。

杉浦 正健 元 法務大臣主催の「ポセヤセミナー」にて、4回の講演・実演を行う。

国際生命情報科学会主催　生命情報科学シンポジウム　夏季合宿にて、3年間連続、講演・実演を行う。

第7回意識と波動オープンセミナー（東京科学技術館サイエンスホール）にて講演を行う。

台湾で李 鳳山 先生（梅門道場主催者）の招待を受けて気の実演を行う。

その他、西尾ロータリークラブ、碧南ロータリークラブ、吉良ライオンズクラブ、社団法人 西尾法人会、㈱アニュー・ナチュラルグループ本社等において講演・実演を行う。

▲人間サイエンスの会のパンフレット

生が「ヒマラヤの叡智を活かそう―120歳まで健康生活の秘訣―」、同年4月、運動科学総合研究所所長高岡英夫先生が「身体には希望がある―地球には未開発の身体資源が60億個も眠っている―」、そして平成22年にはグレッグ・ジュンジュラス先生が講演をしている。

いずれの先生も自分が教えを受けた先生方である。気療師神沢正至先生も、郭良先生も第34代少林寺拳法最高師範、全日本少林寺気功協会会長秦西平先生も、みなさん講演をなさっている。また3人とも、わが気の教室にも来てくれた。

わが大先生、西野皓三先生は、平成11年11月「細胞の知―身体知〜若々しい健康な人生を送るために〜」と、第100回記念講演の2回の講演を行っている。2回の講演は史上初とのことだ。2回目の講演のときは私も参加し、実演で西野先生に飛ばされている。

アマチュアであるにもかかわらず、私が呼ばれた理由は、気を研究しているのに気で飛ばされるどころか、気を感じもしなかった山本幹夫先生が、新体道の春期合宿において対気で飛んだからだった。そして、2007年の生命情報科学シンポジウム以降、3年連続で対気によって飛び、また自分の道場でも飛んだ。その飛び方が、年々激しくなる一方だという。

山本幹夫先生は、その間、科学技術庁・文部科学省が主幹官庁となっている放射線医学総合研究所を定年で退任され、現在、国際総合研究機構（IRI）理事長、IRI College学長、国際生命情報科学会（ＩＳＬＩＳ）理事長、人間サイエンスの会（国会議員連盟）世話人代表などを務めている。

この講演は、アマチュアであるにもかかわらず好評を博したようで、過去最高の参加者だったようである。

今から６～７年前、私の気の師である西野皓三先生が、「西野流呼吸法を継続してやっていると細胞が若返り、年をとってからも逆に骨密度が増すんだよ」とおっしゃっていた。

骨密度とは骨のカルシウム量であり、いわゆる骨の丈夫さに比例する。だから当然加齢とともに低下するものだ。西野先生がそう言われた頃に三河安城クリニックで健康診断を受けた私は、院長先生に「骨密度を測る器械が入ったけど測っていくかい？」と言われた。恐る恐る測ってみると、なんと０・８２５ｇ／㎠で、大変良好な結果が出た。そういえば西野流呼吸法に入門して21年、ただの一度も歯医者に行ったことがないことに気づいた。

それから数年間は同じような高い数値を維持した。そして、２０１１年（平成23年）９月の検査では、０・８７２ｇ／㎠、同年齢と比較すると１１０％から１１７％へ７％アップ、若年成人と比較すると１０７％から１１３％と６％もアップしたのである。

普通は年とともに低下するのに、逆に上昇したのである。骨密度はほぼ肉体年齢に相当するといわれている。ということは、**私の肉体年齢は若年成人のほぼ最高値に匹敵するということである（資料7参照）**。

奇跡を生む西野流呼吸法、万歳!!!

資料7

ロファイルスキャン解析　[判定結果]

検査番号　: 9247　　　病院名　: 三河安城クリニック
名前　　　: 山崎　秀夫
性別　: 男性　前腕の長さ: 25.9(cm)（左）　身長　:　(cm)　体重　:　(kg)
年齢　: 54歳　生年月日 : 昭和31年 3月 2日　検査年月日: 平成22年10月 1日（金）11時49分
コメント　:　　　　　　　　　　　　　　プロトコル番号 : 0

測定結果

あなたの骨密度（カルシウム量）は、0.826(g/cm²)です。　[橈骨遠位 1/3]
これは、あなたと同じ年齢の平均骨密度と比較して、110 %に相当します。
また、若年成人の平均骨密度と比較すると、　107 %に相当します。

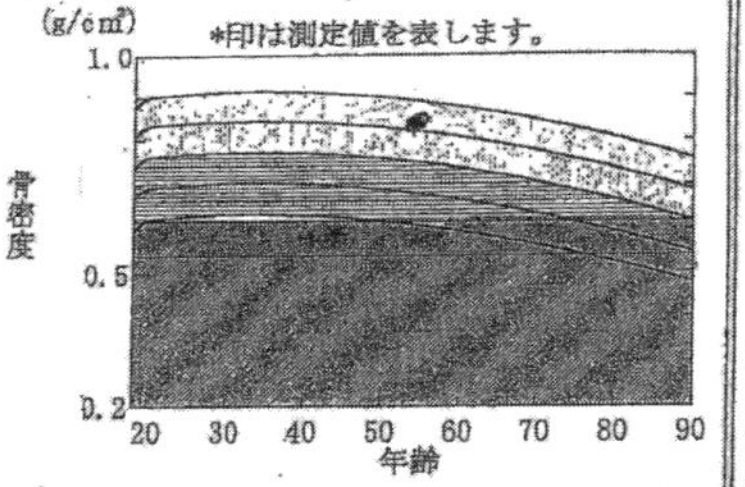

ファイルスキャン解析　[判定結果]

番号　: 9247　　　病院名　: 三河安城クリニック
: 山崎　秀夫
: 男性　前腕の長さ: 24.1(cm)（左）　身長　:　(cm)　体重　:　(kg)
: 55歳　生年月日 : 昭和31年 3月 2日　検査年月日: 平成23年10月12日（水）11時40分
ント　:　　　　　　　　　　　　　　プロトコル番号 : 0

測定結果

あなたの骨密度（カルシウム量）は、0.872(g/cm²)です。　[橈骨遠位 1/3]
これは、あなたと同じ年齢の平均骨密度と比較して、117 %に相当します。
また、若年成人の平均骨密度と比較すると、　113 %に相当します。

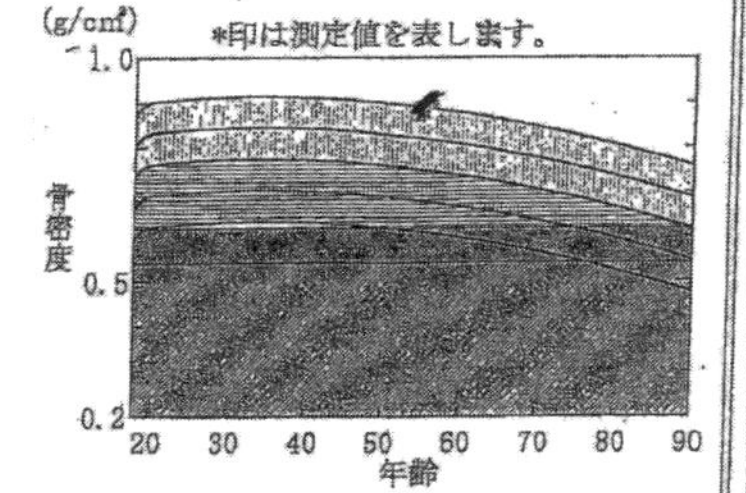

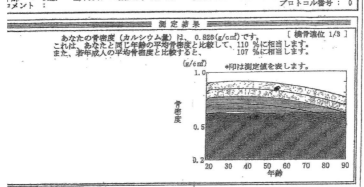

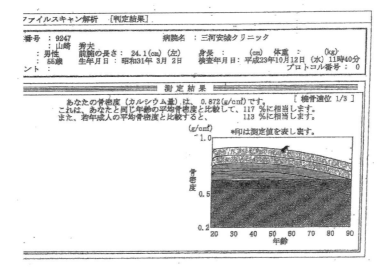

西野流呼吸法がもたらす三大奇跡

第4章

第1の奇跡
～3年縛りの秘法

ある日の午後、
東大の赤門を目にするなりよぎったヴィジョン。
その白日夢を、気によって実現する。

2000年（平成12年）の5月のある日、朝からとても気持ちの良い日だった。私は東京大学の近くにいた。高岡英夫先生の気功のレクチャーを受けるために本郷の地にいたのである。昼休みに、天気のよさも手伝って、ちょっと東大の赤門まで足を運んでみた。漱石の三四郎よろしく、ぶらぶらと散策を楽しんでいたときのことである。赤門を見るなり、ヴィジョンが映像として私の頭の中によぎった。

なんと、お義母《かあ》さんと私たち夫婦と息子の潤一が、赤門前で仲良く、記念写真を撮っているではないか！ その瞬間、「息子は東大だ！」と、電流のような確信が走った。私は、すぐさま携帯電話で妻に電話した。

「潤一は東大だ。今、ヴィジョンを見た。たぶん、お義父《とう》さんは亡くなっているだろう。なぜなら、ヴィジョンに写っていないから」

妻は突然のそんな報告に驚きを禁じえなかった。また、残念なことではあるが、私の予言どおりお義父《とう》さんは、息子が高校2年生のときに帰らぬ人となった。

その頃の息子の成績といえば、東海中学で360人中、80番台だった。そこで私が家に帰ってやった方法が「3年縛りの秘法」である。息子の頭の百会《ひゃくえ》の上に手をかざして15秒程度、気を注入する秘法である。

そして息子に言った。「おまえ、この3年縛りの秘法の意味がわかるか?」

「父さん、わからん」

「いいか。教えてやろう。今、おまえの肉体成長エネルギーを頭脳エネルギーに変換した。したがって、今後、3年間は、おまえの身長は伸びない。かわりに、成績は飛躍的に良くなるだろう」

そんなやりとりをした。息子は当然のごとく半信半疑の様子だった。


その後、中2から中3に上がった息子が、身体検査から帰ってこう言った。

「父さん～! ショックだげ! 1センチ、縮んだげ～!」

実際のところ、3年半もの間、息子の身長は伸びなかった。そのかわり、成績はすぐ学年10番内に入ったのだった。高2の前半の時点で、模試においては東大合格確実という結果だった。そして高2の後半から、身長は再び伸び始めた。

結局、3年間半、1センチも身長は伸びなかったが、成績は抜群に良くなり、東海高校文科系では2番の成績となった。1番の生徒が京大法学部を受けたので、東大受験組の中では1番だ。そして東大経済学部に入学した。

合格祝いは料亭「花月」で催した。そこで写した写真の数々に初めてオーブ（たまゆら）が写っていた（**写真6参照**）。

入学式は、日本武道館であった。同伴者は2人までという制限があったため、義母さんにはご遠慮願い、妻と2人で参加した。春うららかな、とても良い日だった。

卒業式は東大本郷、安田講堂だった。2010年3月24日のことだ。その日は、同伴者の人数制限もなかったので、お義母さんも同行した。

当日は野球の世界大会である第2回WBC決勝戦の日だった。準決勝でアメリカに勝った時点で、私はワンセグテレビを購入した。卒業式を校舎のモニターで見ながら、ワンセグで日本を応援した。

午後からは、経済学部校舎で卒業式だった。イチローが延長10回2点タイムリーを打ち、ダルビッシュ有がビシッと最後を締め、WBC2連覇を達成した。喜びの涙に濡れているところに息子の潤一が降りてきた。まさにWの涙だ。

仲良く4人で、赤門前でカメラにおさまった（写真7）。10年ぶりに、見たヴィジョンが実現した！完璧だ！

大学卒業後、息子は東大大学院に進学した。大学3年の後半からオール優だったが、大学院でもオール優。博士号を取るための留学先は、ＬＳＥ（ロンドン・スクール・オブ・エコノミックス）に決まった。

ＬＳＥはノーベル賞受賞者17名、各国の大統領、元首、首相、32名を輩出した超名門校だ。もっとも有名な卒業生はジョン・Ｆ・ケネディ、第35代アメリカ大統領だ。しかも、奨学金は中島記念財団のものだった。入学金、授業料はすべて財団持ちで、しかも毎月プラス20万円のお小遣いが出るのだから、最高の奨学金というほかない。

潤一の留学先はＬＳＥには決まっていたものの、ＴＯＦＥＬの点数が、１２０点満点中、１００点以上取らなくてはいけないという決まりがあった。しかし、潤一は3回続けて99点だった。

そこで東京ドームホテルのすし屋で、初めて2人だけで酒を飲んだ。そのとき2度目の気を潤一の後頭部のぼんのくぼに10秒ほど入れた。

結果、その後のＴＯＦＥＬで、１００点以上を取り、勇躍ＬＳＥへと旅立った！

第5章 西野流呼吸法がもたらす三大奇跡

第2の奇跡
～お義父《とう》さんへのヒーリング

もう駄目だという病院側。
お義父《とう》さんを救うため、気の力により、
遠ざかる命を呼び戻した奇跡！

人生には多くの出会いがあり、その出会いによって人は成長し、一角《ひとかど》の人物となって社会に羽ばたく。しかし、それは同時に、やがて訪れる別れの時への覚悟を内包している。

２００２年（平成14年）夏7月中旬頃のことだ。敬愛してやまない私の義父山﨑隆夫・山旺建設（株）代表取締役会長、山旺建設工業（株）代表取締役会長が、安城更生病院に入院した。入院の際に車に同乗させてもらったが、口の中と舌にレーズン位の大きさの血塊（けっしゅ、血のかたまり）が20個位できていた。さらに腕の関節の部分が黒ずんでいた。

診断の結果は血小板減少であった。通常は、12万から15万なければいけない血小板が、なんと0から１０００しかない。血小板には血液を凝固させるはたらきがあり、これが5万以下に下がると、怪我をしたときに血が止まらなくなる恐ろしい病気である。血小板を点滴で補給するのだが、どうしても1万３０００位にしか上がらない。**２週間位すると、尿が出なくなった。尿毒症だ。血中酸素も90を割り、お義父さんは昏睡状態に陥った。**

主治医は私に、お義母《かあ》さんと妻を呼ぶよう言われた。

「１週間内に凄惨な最期をお迎えするけれども、お覚悟ください。それは、口からバァッ、バァッと血を吐きながら死んでいくのですよ」

それは最後通告に他ならなかった。

私は、次の日から、仕事を終えると病院に行き、夜の6時から9時まで、手を振りながら気を送り続けた。妻もそばにいて、必死に手伝ってくれた。

初日は何も起こらなかった。その夜、病院に泊まり込みだった妻に帰宅の許可が出たので、2人で帰路についた。夜10時頃、久しぶりにラーメン屋に立ち寄った。**にんにくラーメンを食べながら今日は何も起きなかったけれども、西野流呼吸法に入門してから12年、明日はすべてをぶつけると妻に言いきった。**

翌日の夜、私はとにかく尿が出るように、腹部を中心に気を送り続けた。そして9時半頃まで気を送ってから、義母と妻を病院に残して家に帰った。そしたら、夜の2時頃に電話が鳴った。お義《と》父《う》さんが腹のあたりが重たいと言い出したというのだ。布団を取ってみると、袋が尿でいっぱいになっていたというのである。あわてて袋を取り替えたそうである。

結局、**その夜は、1・5リットルの尿が出たそうである。妻は私が奇跡を起こしたんだと思い、身震いしたそうだ。**じつは義父はその11年前、75歳のときに膀胱がんを患った。以降、袋を下げた生活を余儀なくされていたのである。

調子に乗って3日目の夜も私は気を送り続けた。すると、**その夜も1・5リットルの尿が吹き出たのだった。合計、3リットルである。**

しかし、本当の奇跡はこれからだった。

4日目の夜、3時間位、気を送って妻と家に帰ろうとしたとき、意識の戻った父がこう言うではないか。

「なあ～秀夫くん～。なんだか調子が良くなってきたが、水だけは、口から飲まなければいけないだろ。口の中にある血塊が浸みるし、苦いし、痛いし。なんとかならんか？」

意識が戻り、いつもの自分を取り戻すと、ついわがままを言ったりするものだ。それだけ体調が快復したのだなあと想いながら、

「わかりました。お義父《とう》さん。口を開けてください」

と言った。そして、口から喉にかけて気のエネルギーを照射した。その光景は妻も見ていた。しばらく気を送った後、私と妻は家に帰った。

翌日、病院を訪問したら、義父の口の中に20個位あった血塊が、跡形もなく消えてるではないか。跡さえもないのだから、不思議としかいいようがない。

まさに、西野流呼吸法、気の奇跡を目の当たりにした瞬間であった。

3週間後、お義父《とう》さんは無事退院をした。退院のときには、主治医2人、看護師10人位の人が、見送りしてくれた。看護師の人たちは、「まさか、山﨑さんが表道の玄関から帰れるなんて、てっきり裏道の霊安室から帰ると想っていたのに……」と、そのときですら半信半疑の面持ちだった。

私は、義父の乗った車椅子を押しながら、心の中で何度も叫んだ。

「I've got it!」（俺はやったぜ！）

西野流呼吸法がもたらす三大奇跡

第6章

第3の奇跡
～銀婚式の日のワイングラスの奇跡

妻と私の２つのワイングラスが、
２人の心象風景さながらに、
テーブル上で触れ合った。

これまでにさまざまな奇跡を体験してきた。そんな想いを込めて、私たちの結婚記念日（6月9日）の話をしたいと想う。

タオからみれば、6月9日は6と9、つまり陰陽合わせ持つ、最高の取り合わせの数字だといわれている。

2010年の結婚記念日は、結婚25周年、そう銀婚式だった。私たちはイタリアのヴェネチアから豪華客船に乗って、1週間、世界遺産をめぐる旅に出た。どういうわけか、添乗員を含め11名全員の人が、結婚記念日である6月9日の夜、船の中の有料のイタリアンレストランで夕食をとりたいと言いだした。全員で私たちを祝ってくれるとでもいうのだろうか。まさか……。

その夜、私たちは船中にあるイタリアンレストランの席に着いていた。**すると突然、私のワイングラスが揺れ始め、10～15センチ離れている幹子のワイングラスにくっついていく。そして、天上からは美しいハーモニーが流れ出てくるではないか。**

グラスを離してみると、再び揺れて女房のワイングラスにくっついていく。そして、もう1度離してみても同じように、またくっついていくのである。もちろん他の9名の人たちのワイングラスに微動だにしていない。

私は、くっつき合ったワイングラスが奏でる天上から聞こえてくる甘美な音楽に包まれながら、確かに天の声を聞いたのだった。

「おめでとう。おめでとう。結婚25周年。あと25年、頑張れな！」

それはすなわち、金婚式まで（78歳まで）は、いくら酒を飲み自由気ままに暮らしたとしても、健康でいられることを意味していた。

すると、添乗員の水野さんが、

「やっぱり、御主人が奥さんに惚れたんですなあ」

と大きな声で言った。私はちょっとムッとして、ワイングラスを再び引き離した。

すると、**なんと今度は女房のワイングラスが揺れて、私のワイングラスにくっついて来たのだ。そして5度目には、ついに両方のワイングラスが揺れてお互いにくっついていくではないか。**

２０１０年６月９日、銀婚式の日のワイングラスの奇跡の物語である。

そして２０１１年の結婚記念日は軽井沢のホテルに泊まった。

ホテルの部屋から２人で大きな池を眺めていると、つがいの鴨が仲良く並んで泳いでいた。ところが雌鴨がちょっと横を見ている隙に、雄鴨が、スーッと離れて視界から消えていくではないか。

それを見た妻は、

「やだ〜！　秀夫さんみたいじゃない〜」
と声を上げた。そのタイミングの妙に、互いに目を合わせて、思わず私たちは苦笑していた。
ささやかだが、心温まるエピソードである。

２０１２年の結婚記念日は、いよいよ天照大御神が鎮座しているという本家本元の伊勢神宮である。

６月９日朝、「朝だ！　生です　旅サラダ」を見ていた。特集は、なんと高野山で、リポーターは、今、西尾法人会のキャラクターを務める杉山愛さんだった（私は社団法人西尾法人会の会長をしている）。

結婚してからも、飲みにいくと、いつも空海のことばかり話していた。私の大先生である西野先生は「現代の空海」と呼ばれている。その先生に唯一、対外的な指導を行うことができる指導員の免許をいただいている。また年に数回、山崎会と称する会を開くたびに、西野先生からは超高級赤ワインを御馳走していただいている。

こんなところにも、妙に空海との縁を感じずにはいられない。

私たちは9時30分頃に家を出て、車で伊勢神宮に向かった。

豊受大御神を祭る伊勢神宮外宮では少し雨が降った。私が重要な神社をめぐるときは、いつも雨が少し降る。清めの雨だと考えている。諏訪大社、天の岩戸神社などなど……。天照大御神を祭る伊勢神宮内宮、猿田彦神社もついでにめぐった。

西野流呼吸法がもたらす三大奇跡

第7章

奇跡の雲消し

気のエネルギーによって、
繰り返しゴルフ場で雲を消した。
いつしかキャディーさんの間で
「雲消し社長」と呼ばれるように……。

常識的な見地からすれば不可能とされているものを可能にしたとき、人はそれを奇跡と呼ぶのだろう。その意味で、もし私が空に浮かぶ雲を気のエネルギーによって消すことができれば、それもまた奇跡そのものだろう。今回は、実際に体現した雲消しについて語ってみたい。

1998年（昭和64年）頃のことだ。私は、西尾市の隣の安城市で車を降りて、ふらりと街角を歩いていた。すると天の声が私の心に入った。

「雲、消してごらん」

確かにそう聞こえた。見上げると、空にまずまずといった大きさの雲があった。私はその雲めがけて、右手を上げ、気のエネルギーを照射した。すると雲はどんどん薄くなり、1分位で完全に消えた。

「雲が消せた！」

私は少し感動して、その気持ちを伝えるべく、妻に携帯電話をした。

2回目の雲消しは、その年の春日井カントリーでのことだった。今はやめてしまったが、その頃はまだゴルフをやっていた私は、女子プロの試合を初めて見に行った。17番ホールでのプレイの際には、空は一面、曇り空だった。私は思わず空に向けて気を照射した。すると、3、4分位で青空になった。私の雲消しの気のエネルギーは確実に進化していた。

吉良カントリーでは、シングルプレイヤーの稲垣千太夫くんとプレイしていたが、私がOBを出しても、もし雲を消すことができれば、2打罰なしという特別ルールでプレイしていた。

大体、3〜5発位、OBを出していたが、そのつど雲を消して、罰から逃れ続けた。その様子を見ていたキャディーさんの間で、**私はいつの間にか「雲消し社長」と呼ばれるようになっていた。**

▼気を学ぶうちに、超能力が身についていった！

前にも述べたように、私は超能力というものに興味は持っていたが、そんな能力はまったくないと想っていた。ユリ・ゲラー来日の際にも、彼のレコードまで買って、「曲がれ、曲がれ！」という彼の声に合わせて念じても、スプーンは少しも曲がらなかった。ところが、西野流呼吸法を学ぶことで、自然にスプーンを曲げ、鍵曲げまでできるようになっていた。

これも前に述べたが、2007年の世界気功フォーラムで出演を待っていた私たちのところに、1人の男が近づいてきて、「これ曲げてよ」とスプーンを突き出した。私はそのスプーンを手に取って、10秒位で曲げてしまった。

つまり、かつて超能力の類の能力など、まったくなかったのだ。それが気を学ぶうちに、自然と身についたのだ。その1つが雲消しであった。


3回目の雲消しは、ドラマチックなものだった。

私は気の生徒だった石塚守くんと小沢絹代さんを連れて、霊気発祥の地、京都の鞍馬山に登り、貴船でそばを食べていたときのことだ。なぜか、急に「この後、**神仙苑に行こう**」と想い立った。

神仙苑は、弘法大師空海が、嵯峨天皇の勅命を受け、請雨経を読み、善女龍王を呼び全国に雨を降らせた場所である。

行ってみると、青空にたった1つ、動かないで止まっている大きな雲があった。

「いいか、おまえら、あの雲を消してあげよう」

そう言って、右手を上げて雲に気を送ると、なんと10秒位で雲は風船がしぼむように消えていった。


4回目の雲消しもまたドラマチックだった。

2008年、私は河口湖湖畔で藤山久実さん主催のセミナーに気の講師として出席していた。参加者で歓談していたとき、「明朝、逆さ富士が撮りたいなあ」と写真愛好家が言っているのを耳にした。

翌朝、河口湖に出てみると、逆さ富士を撮るどころか、くやしいことに、一面、霧というか靄《もや》のようなものに包まれて、まったく富士山など見えなかった。誰かが、

「君は雲を消せるんだろう。じゃあ、この霧と靄を消してごらん」

と言った。

さすがに無理だとは想ったものの、無意識に私の右手は動き、自然と気を送っていた。この霧と靄が晴れますようにとひたすら念じた。するとどうだろう。**5分位で霧と靄は消え、青空が広がって、富士山がその勇姿を現したのであった。山道まではっきり見えるほどに、それはそれはきれいな富士山だった。**

その出来事があって翌々日のこと、役員会議でそのときの状況を話すと、久村常務取締役がこんなことを言いだした。

当日、彼は息子を連れ、富士山を見るために山中湖の宿に宿泊していたそうだ。朝起きて風呂に入ったら、富士山はまったく見えなかった。残念きわまりなく、宿代を半分返してもらわなきゃと

思ったりしながら体を洗っていたのだが、ふと視線を上げると、きれいな富士山が目に飛び込んできたのだという。

「そうか！　あの霧と靄は社長が消してくれたのか！」

久村常務はそう言って、さも楽しそうに笑った。

こんなこともあった。

2013年11月8日（金）、前日に伊勢神宮正式参拝を終えた私たちは、この日は快晴のもと元伊勢である瀧原宮を訪れた。見上げると、一片の雲があり、まるで消してくれとでも言わんばかりに、ぽっかりと浮いていた。

そこで左手にビデオカメラを持ち、右手を差し上げて、ビデオを回しながら雲を消した。

所用時間わずか100秒程度の出来事だった。雲は完全に消えていた。これまでに何度となく雲消しはやってきたが、カメラにおさめるのは初めてのことだった。

そのときの様子は、添付しているDVDの最後のところに入っている。

西野流呼吸法がもたらす三大奇跡

第8章

奇跡の
虚空蔵《こくうぞう》菩薩《ぼさつ》求聞持《ぐもんじ》聡明法《そうめいほう》

弘法大師空海が修した大法に
自ら挑むことで、
より高い峰を目指すとともに、
必ずそこにたどり着きたいと願った。

何か1つのことを達成したとき、その結果に酔いしれるのは人の常だが、新たな試みに挑戦するのもまた、人の常である。

2010年5月20日（木）、私は超党派国会議員連盟人間サイエンスの会に呼ばれ、衆議院第2議員会館で講演をした。百数名の超一流のプロが講演する中、唯一、アマチュアで講演をした。それは過去最高の人数を集めた伝説の講演会だった。

しばらくはある意味やり遂げたという満足感の後の虚脱感に襲われた。そのとき私の心の中に高校2年のとき、入門した阿含宗（当時は観音慈恵会）が売り物としていた虚空蔵菩薩求聞持聡明法をやってみたいという想いが湧いてきた。

虚空蔵菩薩求聞持聡明法……虚空蔵菩薩の化現（あらわれ）である明星（金星）を凝視しつつ、定められた本尊（虚空蔵菩薩）の印明（真言と印契）を100万遍、100日に読誦するのであるが、日蝕または月蝕のときに結願（完了）するように始めなければならない。

そして弘法大師空海は、この法の成功した体験を、次のように書いている。「……阿国大滝の嶽に躋りよじ、土州室戸の崎に勤念す。谷響きをおしまず、明星来影す」

つまり、自分は阿波の国の大滝が岳という山に登り、土佐の室戸岬でこの修行に励んだところ、最終日に谷はこだまし、明星が空海の口から入って全身が光に満たされるという、法に伝えられているとおりの奇瑞（不思議な現象）が顕われ、法が成就したというのである。

この法の効果として記憶力抜群となり、秀才が天才に変わったという。そして、空海が修して以来、誰一人として、この法を成就していないという。

10月14日（木）に14年来の親友の、高野山大学卒の諸星真光阿闍梨《あじゃり》を引き連れ、御厨洞《みくろど》から歩いて7～8分のウトコディプシーテラピーセンター&ホテルに宿をとった。

弘法大師空海が修したという高知県室戸岬・御厨洞にこもり、諸星阿闍梨が用意してくれた袈裟を着て、虚空蔵菩薩のご尊影を前に、半跏座を組み、金星を凝視しながら印を結び、「ノウボウ・アキャシャ・ギャラバヤ・オン・アリキャ・マリボリ・ソワカ」と真言を唱えること12分間。金星が4つに割れ、それが右回転し光の渦となって、私の体に飛び込んできた。私はその場に倒れ、しばらく動けなかった。午前7時半だった。

第1回大法成就。弘法大師空海が修してから1217年、ついに大法を修した！

2回目は、戸隠神社で行った。

11月19日（金）から2泊の予定で私たちは、若月佑輝郎さんのセミナーに参加した。歩いて1分の辻旅館に宿泊した。見ると、女優の吉永小百合さんのサインがあった。

「吉永さんも泊まられたのですか？」

と聞いたところ、今年の5月にJR東日本の「そうだ！　戸隠に行こう」の撮影にみえたそうだ。

「どこの部屋に泊まったんですか？」

と聞くと、私たちが泊まっている部屋だと教えられた。「ラッキー！」としか言いようがない。

21日（日）、朝5時に宿を出発して、6時頃、戸隠神社に到着した。夜空に、金星だけが光っていた。私は虚空蔵菩薩求聞持聡明法をやりなさいよという天の声を聞きながら、自然と印を結び真言を唱えた。すると5分も経たないうちに、金星が光の束となって私の体に入ってきた。

その夜には長野市に出て、ホテルメトロポリタン長野に泊まった。そこはJRが経営するホテルで、吉永小百合さんの「そうだ！　戸隠に行こう」のポスターが何枚も貼られていた。

3回目は12月5日。朝5時半から自宅の2階の外から金星を凝視しながら、印を結び真言を唱えた。今度は金星が3つに分かれて回転を始め、私の体に飛び込んできた。あまりの衝撃に5分位、倒れて立てなかったが、至福感と充実感で一杯だった。これが3回目の大法成就だった。

2013年のことだ。6月9日（日）は私たち夫婦の結婚記念日である。私たちは、伊文神社の新美宮司が神社庁まで掛け合ってくれたおかげで、その日に出雲大社に正式参拝することができた。その日、案内をしてくれた人が松田泰典権禰宜《ごんねぎ》（34歳）である。彼は高知県から来ているという。

「私も高知県高知市生まれなんだよ」

と私は話しかけた。すると、

「僕は室戸市からやってきたんですよ」

「ほうーっ。私は3年前に室戸市で弘法大師空海が修した虚空蔵菩薩求聞持聡明法を成就したんだよ」

「まさに、私の母はその御厨洞を管理している神社なんですよ」

といったやりとりを交わしながらの参拝だった。それにしてもなんというご縁であることか。つくづく縁の深さを感じた。

そして5カ月後の11月12日（火）、神迎えの儀式に参加するため出雲大社を訪れた私は、気のDVDを松田権禰宜に渡していただくよう社務所の人に申し出た。なにしろ彼は、神迎えの儀式のため多忙をきわめていて、とてもつかまらないということだった。

翌々日の14日の朝、再び出雲大社を訪れた私たちは、神楽殿の受付で、

「松田権禰宜はいますか」

と聞くと、今すぐここに来ますからという応答があった。５分位すると松田さんがやって来た。

「ＤＶＤをおととい手渡したのだけれども、持っていますか？」

「はい、ちゃんと受け取っていますよ」

その言葉に、心から「ホッ！」とした。

「あのＤＶＤは虚空蔵菩薩求聞持聡明法を修したものと、伊藤ロッテ監督とプロレスラーの中邑真輔さんが、私の気の教室に来たときの模様です。もう１本は超党派国会議員連盟人間サイエンスの会で講演したものです」

そんな私の言葉に松田さんは、にこやかな視線を向けながら聞いていた。

その後、松田さんとは参拝後にも偶然出会うことがあったが、本当に忙しく駆けずり回っていた。

西野流呼吸法がもたらす三大奇跡

第9章

奇跡の天の岩戸神社

私自身、さまざまな人たちと
良縁でつながるとともに、
「気の教室」という場で結ばれた人たちが、
奇跡のように、次々と成功をおさめていく。

２０１１年9月9日（金）に、西尾建設業協力会の旅行で、私は初めて神々の里、高千穂を訪れた。高千穂峡、真名井の滝と高千穂神社だけだったが、それでも古事記に伝えられる世界が現実となって私は圧倒されてしまった。こんなところなら、妻ともう1度すぐに来なければならないと想った。

その年の年末のことだ。私は丸洋建設（株）の社長、稲垣和秀くんと一杯飲んだ。

「工事を約24億取ってきたんだよ」

と話すと、

「俺は君を認めないよ。営業の社員に仕事を取らせるようにするのが社長の役目じゃないか？」

と言い返してきた。そういう考え方もあるなあと思った。そして、その言葉が気の教室に来る仲間や社員に幸福になってほしいという意識に変化し、さらに社員に仕事を取ってきてほしいという意識へとチェンジしていった。

12月15日（木）から妻と一緒に4泊5日で高千穂に出かけたのだった。まず、新幹線で博多に入り、観世音寺に行った。ここは弘法大師空海が、唐から帰って3年間抑留されていたところである。これをもって、生誕の地である善通寺を除けば、空海の行ったところは全部回ったことになる。

菅原道真公が祭られている太宰府天満宮に行き、お守りを2つ買った。それは、気の1番弟子、中堀陽子さんの二男と長女のためのものだ。２人は翌春、受験するからだ。結果をいってしまえば、見事、国立信州大学と県立西尾東高校に合格した。

そして、熊本に新幹線で行き、熊本全日空ホテルに投宿した。夕食後、部屋に戻った私が、

「俺、キャバクラに行ってくるわ」

と言うと、妻は、

「明日、神々の里、高千穂に行くのだから、それ以上飲んじゃ駄目！　第一、夫婦で来ているのに、なぜ、キャバクラなの？」

と泣きだしてしまった。すると、不意に山口百恵のヒット曲「青い果実」の「別の私が目を覚ますの〜」というフレーズが、脳裡に飛び込んできて、私は自然に歌い始めていた。すると、それまで泣いて怒っていた妻が、一転して、

「いいわ。行ってらっしゃい」

と、笑顔で言った。

９月の西尾建設業協力会のときに行った「星の指輪」で、花音ちゃんというキャバクラ嬢から、「明日、車で高千穂に行くのなら、その途中に、幣立神宮《へいたてじんぐう》というところがあるから、立ち寄るといいわよ」

という情報を得た。私はノートに書きとめた。

翌日、花音ちゃんの言葉に従って幣立神宮に寄った。それが、初めての幣立神宮との出会いとなった。

その半年後、妻から『地球隠れ宮一万五千年のメッセージ・幣立神宮が発する日本の「超」中心力』という本を渡された。幣立神宮宮司・春木伸哉氏と世界のスピリチュアルマスター・江本勝氏の共著だった。

その本で、五色神祭があることを知った。神漏岐命《かむろぎのみこと》・神漏美命《かむろみのみこと》という神様が宇宙から火の玉に移って大昔に御降臨になり、その他、主宰神として大宇宙大和神《おおとのちおおかみ》（神代七代の初代）、天御中主大神《あめのみなかぬしのおおかみ》（天神七代の初代）、天照大神《あまてらすおおみかみ》（地神五代の初代）の五柱を祭っている。そして、天孫降臨した神漏岐命・神漏美命から上古二十五代を経て、五色人が生まれたという。

五色人の中でも中心的な源になる人種は黄人であったが、その後、世界各地に展開していった子孫たちがさまざまな風土的影響を受けながら、他の四色人を生み出していったものらしい。

幣立神宮には白、黒、赤、青、黄の五色のご神面が祭られていて、その神々へのお祈りのお祭りが五色神祭である。

インターネットで調べると、江本勝さんと行く幣立神宮、五色神祭ツアーというのがあったのですぐ応募した。8月20日（月）から24日（金）まで熊本、阿蘇、幣立神宮の旅をした。伊藤えみさんに幣立神宮の発する「超」中心力の本にサインをもらい、その本を持ってその旅行に参加した。

8月21日（火）には4回目の天の岩戸神社に行った。

そして、8月23日（木）は、いよいよ、五色神祭だ。

朝、バスで出ると、雨が降りだした。誰かが、「これは清めの雨です」と言っていた。幣立神宮に着く頃には雨は上がり、快晴のもとで五色神祭が始まった。

しばらくすると、サーッと風が吹いて、神々が降りてきたことを実感できた。すると、神宮の裏の、大きく高い5本の木が、私のそうした気持ちに呼応するかのように揺れ始めていた。

式が終わって境内に入り、お払いを受けて座っていると突然、

「名鉄～名鉄～名鉄～名鉄～名鉄～名鉄～」

という声が体の中に入ってきた。これは、名鉄西尾駅周辺に、新しい気の道場を建てなさいという啓示ではないか……とっさに私はそう確信した。

12月16日（金）幣立神宮に寄った後、国見ヶ丘、高千穂峡、真名井の滝を見て天の岩戸神社に行った。そこで、妻と2人でお祓《はら》いを受け、近くの天の安河原に行った。そこで、天の声を聞いた。

「よく来てくれたなあ～。おまえは、来年から気の教室に来ている人たちに、意識をチェンジするだろ。成果が上がったら、来年12月15日にお礼に来なさい。そして、ついでに、夜神楽を見なさい」

さて、**明けて２０１２年。黄金の年の幕開けだ。**この年は奇跡ともいえる出来事が次々に起きた年でもある。

成果はさっそく1月2日に出た。

この日、午後４時に藤山久実さんと、三種の神器のうちの１つ、草薙の剣が祭られている熱田神宮に初参りに行った。クリスタルウオーター（株）社長の久実さんは、去年6月に当社の隆栄会の安全大会の講師として、気功と水で人生が変わるという題名で、講師をしてもらった。ところが、その前後で、６００万円以上の貴金属を紛失してしまったのだった。

参列に並んでいる間に天の声が聞こえた。

「あの６００万円以上の貴金属は、久実さんのお母さんのお家にあるよ」

さっそく久実さんに話した。

「でも、お母さんは知らないって言っているわよ」

とのことだった。

お参りを終えて神宮駅に向かっておいしそうなメロンパンを買おうとしたときに、久実さんの携帯電話が鳴った。久実さんのお母さんからだ。

「久実〜、あったわよ〜、６００万の貴金属が。仏壇の間のソファーと座布団の間から出てきたよ〜！」

久実さんは、

「キャー、先生、凄すぎる〜！　今日は私がおごってあげるから飲みにいきましょう！」

まさに喜びが爆発した瞬間だった。


1月5日は、矢部美穂さんの妹・美佳さんに、待望の女の子が誕生した。昨年、5月8日（日）に、一家で気の教室に見えており、美佳さんは子供ができないことを悩んでいた。それが、気のおかげですぐにできた。そして、名前はあの幣立神宮を教えてくれた人と同じ「花音ちゃん」である。これは本当に偶然の一致ですまされるだろうか。

▼気の教室に通い始めた人たちにも、続々と良いことが……

気の教室に通う人たちも、いろいろな成果をあげ始めてきた。まずは尾崎常務。2月22日（水）、石川鉄工所起工式、2億2000万。4月11日、三河金属起工式、3億3600万。このときの設計者が渡辺真一くんである。

私は彼に「私と飲みにいきましょう」と言って初めて誘った。そして、8月3日（金）に実際に飲みにいった。2次会で（株）ユニーの会長のご子息と大親友だという。さっそく渡辺設計さんの仲介で、息子さんに会社に来てもらい、当社が西尾駅前に建てるアピタの土木工事をいただきたいという手紙を渡した。

2回目に飲んだときは、可愛い女の子を紹介してもらった。3度目は、私が安城のカズビルの4階で1人で飲んでいたときに連絡をとると、今朝、自宅の起工式を終えた寺部商店の田中聡志くんと、なんと同じビルの1階で飲んでいるという。後で4階に上がって来て、酒を酌み交わした。翌日、お礼のメールを送られてきた。

そして、12月7日（金）から11日（火）までタイのバンコックに行って、帰ってくるとすぐに、箱俊から7470万の仕事をいただいた。

そして、渡辺真一くんには、わが気の教室に1カ月に1度来ていただいている。尾崎常務は、5月頃には、石川遼くんみたいにゴルフがうまくなりたいと言っていたが、なんと3回連続、ゴルフコンペで優勝したのだった。

次に荻原常務。娘さんがキヤノンに就職した。

畠山建築部部長。黒部部長の紹介で、朝日工業（株）から仁木浄水場廃水処理施設を受注した。

黒部土木部部長。工事のうち、建築工事を2億6400万円で請け負った。

石塚守設計部部長。オートバックス、1億2800万円。

角岡常務。河村工機、1億8000万円。

加原建築部次長。C型肝炎だったが、気の教室に通うことによって治った。医療法人社団福祉会発注のサービス付高齢者向け住宅サンライズ高須新築工事、3億3500万円、5月22日（火）起工式。

菱輝技術センター（株）発注の菱輝技術センター（株）会議施設兼社宅新築工事、9600万、12月25日（火）起工式。

三村係長。あいや（株）追加工事、約8000万円。

山﨑保夫専務。気の教室に来たときは、ぐっすり眠れるという。12月に五十肩になるが、気を3

分受けただけで治った。

山﨑克弥常務（後に専務）。2級建設業経理事務士に合格。（株）オティックス（仮称）R&Dセンター新築工事は、彼なしにはいただけなかった。11億6000万円、9月3日（月）起工式。

小松智子さん。心臓が小さいときから悪く、身体障害者手帳を持っている。気を学びに来ると調子が良くなる。5年ほど気の教室に通っている。50歳にして、身体障害者枠でみずほ銀行豊橋支店に就職した。

政治の話題に目を向けると、2012年5月29日（火）には、私が会長を務める西尾法人会の総会があった。講演者は、森本敏《さとし》拓殖大大学院教授で、その6日後に、なんと民間人初の防衛大臣に就任された。

11月14日（水）山本有二高知県出身衆議院議員の国政報告会があった。私は、人間サイエンスの会で、衆議院議員会館で講演をしたのがきっかけになり、ご招待いただき、ただで出席（通常は2万円）した。安倍晋三自民党総裁、石破幹事長もお見えになった。自民党員である私と妻は、総裁選で安倍晋三さんに投票した。まさに安倍さんは輝いていた。一目見て、総理になると直感した。

12月16日、自民党大勝利し、安倍さんは、総理大臣となった。

わが選挙区の青山周平氏も初当選した。彼は、杉浦正健元法務大臣主催のポセヤで、気で飛ばされた経験がある。東京20区選出の木原誠二氏は返り咲いた。彼は東大法学部卒で大蔵省に入省、息子の潤一が通っているLSE（ロンドン・スクール・エコノミクス）に留学経験もある超エリート。35歳の若さで、小泉チルドレンとして、東京20区から、衆議院議員に立候補、初当選した。当選後、藤山久実さんに連れられてわが気の教室を訪れたが、かなり派手に飛んでいた。前回の衆議院選挙は落選したが、今回復活当選した。青山先生も木原先生も、「気で飛ばされて大きくなった～！」。そんなところだろうか。

明けて1月4日（金）、女優の吉沢京子さんが、2度目の気の教室にお見えになった。新年の初稽古は、私の妹も加わり、充実したものとなった。

西野流呼吸法がもたらす三大奇跡

第10章

奇跡の海外旅行

旅にはさまざまな奇跡がつきまとう。
無数のオーブが乱舞する写真……。
対気で楽しげに飛ぶ人たち……。
雲を消して周囲を驚かす……。

Ⅰ　フランス8日間の旅　［2008年10月8日（水）～15日（水）］

私たちはフランス8日間の旅に出た。妻の希望だった。着くと、昨日まではまるで真冬のように寒くて雨まで降っていたが、「今日からとてもいい天気になった」という。その後、8日間ずーっといい天気だった。

帰って写真を現像してみると、多くのオーブ（たまゆら）が写っていた。**皇帝ナポレオンと帝妃ジョセフィーヌの棺があるパリのアンヴァリッド廃兵院（写真8参照）、シャルトル大聖堂（写真9参照）、モンサン・ミッシェルの朝（写真10参照）など、さまざまな写真に無数のオーブが乱舞していた。**

Ⅱ　神々の島・バリ島の旅　［2012年1月25日（水）～30日（月）］

バリ島・神々の島でのスピリチュアルに触れる旅という企画があると知ったのは12月の初めだった。

クラブワールドの企画による、3人のバリ島のシャーマンに会うという魅力的な旅だった。だが、1月25日は私が支部長を務める愛知県農業土木研究会幡豆支部主催の合同現地研修会が開催される予定だった。担当者に電話で相談した。

「なんとか前でも後でもずらせないか?」

「支部長。それはできません。愛知県幡豆農地整備出張所とコンサルとわれわれ建設会社が一体になってやることですから、今さら日程を変更することはできません」

　私はしかたなくあきらめた。

　しかし1週間後、携帯電話が鳴る。担当者からだ。

「支部長、その日に愛知県の幡豆支部に会計検査が入ることになったので、合同現地研修会は延期してください」

　まさに天のはからいであった。

　妻は、バリ島は雨季だからといって、行くのをしぶるが、私たちが行くのだから晴れるに決まっていると口説いた(事実、そうなるのだが)。そしてあとは気の教室の生徒さんの手島くん、原田さん、高須さんの総勢5名でクラブワールドに申し込んだ。

　するとクラブワールドの大村社長から電話がかかってきた。

「すみません、山﨑さん。こちらはたった1人しか集まりません。最少催行人数は7名ですけれども、山﨑さんが行かれるなら行きましょう。ただし、旅程の中に組み込まれているジュゴク演奏は中止にさせてください」

「なぜ中止なんだ。ジュゴク演奏は妻も楽しみにしているんだ。一体、いくらかかるんだ?」

「7万円です」

「そのくらいだったら僕が全額持とう」

「えっ！　いいんですか?」

「いいとも！」

ということで、ジュゴク演奏も無事決まった。

しかし結局は、8名のメンバーが集まったため、私は費用を負担しなくてもいいようになったが……。

そして1月25日（火）、大村社長をはじめ9名は、成田からバリ島に飛び立った。空は快晴だった。最初のホテルは浜辺のすぐ近くのホテルだった。夕食のとき、全員が「山﨑さんの対気で飛ばされてみたい」と言うので、翌朝7時に近くの浜辺に行って足芯呼吸と対気を行った。みんなよく飛んだ。特に大村さんは凄かった。

そして昼からはバリアン・チョコルダ師のヒーリングを受けた。最初に箸みたいな棒を足の裏に押し付けたときは、飛び上がるように痛い。そして呪文を言ったり体に文字や絵を書いたり、庭の木の葉っぱを乗せたりして、再び木の箸みたいなもので足の裏を押してみると痛くない。不思議だ。私は脳に後遺症があるという。なるほど5年前に脳出血で倒れたことがある。また、左足にある大きなあざは刺身の食べすぎだという（事実、それから半年ほど刺身を控えていたらあざは消えてしまった）。

妻はその1年7カ月後に1人でバリに行くことになるが、そのとき最高のヒーラーとして紹介されたのがチョコルダ師である。会うなり、「君のハズバンドはその後どうだい？」と聞かれたという。恐るべき記憶力である。

それから3泊は、バグース・ジャーティというなかなかいいホテルだった。翌日は朝にジャマン師、夜はマンク師に会う。2人ともなかなかのシャーマンで、瞑想している体にクンダリーニが昇り、その場に倒れ込んでしまった。

翌28日はジュゴク演奏会の日だった。朝から雨季にもかかわらず、一片の雲もない晴天であった。村から3時間かけて20人位の人が1台のトラックでジュゴクを乗せてやってくる。ジュゴクを演奏する中、隣の広場で日本人のホテルの従業員を含めた10人が、私の対気で激しく飛び跳ね回っていた。最高の気分だった。

対気が終わり、ジュゴク演奏も終わると、待ちかまえていたかのように、雨が初めて降り始めた。

私たちは食堂に集まり2時間位しゃべっていたが、部屋に戻る頃には大雨になっていた。夜中、降り続けていたことだろう。

翌朝もまた快晴であった。

私はホテルでセルライトというエステを受けていた。すると「**ガテー。ガテー。パーラーガテー。パラサンガテー。ボーディ。スバーハァー**」**という女性の音楽が流れてくるではないか。今回持ってきた本が伊藤えみさんにサインをもらった天外司朗著『般若心経の科学』である。**

その内容はサンスクリットの原語で「ガテー。ガテー。パーラーガテー。パラサンガテー。ボーディ。スバーハァー」と唱えながら瞑想しなさいというものだった。他にネパールでよく唱えられている「オム。マニ。パドメ。フーム」の曲もおすすめとのことだった。それはディマ・プレマという人の曲である。

それについては、日本に帰ってからアマゾンで注文した。実に有意義な旅行だった。

Ⅲ　アメリカ・インディアンの聖地・セドナへの旅　［2012年2月23日（木）～3月1日（木）］

またまたクラブワールドの企画で、アメリカ・インディアンの聖地で、世界のヒーラーが集まるセドナへの旅だ。向こうでセドナ・ヒーラー協会会長グレッグ・ジュンジュラスとも会えるという。

成田発なので前日は東京の元女優の紀比呂子さんのお店「はく」を予約した。すると翌日、比呂子さんから電話があった。

「22日は『はく』の10周年なんですけど、それを知ってわざわざ来るんですか？」

と聞くので、

「いえ。翌日からアメリカのセドナに成田から出発するのでうかがうんですよ」

と答えたが、その夜は10周年記念で、たった5000円で飲み放題、食べ放題だった。

23日にフェニックス空港に到着した。そこから3時間位かけてセドナに着く。エアポート・メサ、ベルロック、カセドラルロック、ボイントン・キャニオンなど、セドナの岩山からボルテックスという地のエネルギーが螺旋状に噴き出していた。

ホテルはアマーラリゾートホテル。私はエネルギーがあまりに強烈なので、3時間位しか寝られなかったが、それでも元気だった。

今回のメイン・イベントは26日である。私は3週間前に李承憲《イ・スンホン》が書いた『セドナ・メッセージ』という本を読み、マゴガーデンの館長キム・サヨン氏と会う予定だった。

前日の夜、一緒に行く松村さんとお酒を飲んでいると、そこに加わったのが全日空のパイロット土居研策くんだ。彼は1週間前に『セドナ・メッセージ』を読み、できれば行ってみたいと想っていたそうだ。それなら一緒に行こうということになった。まさに良き旅の道連れである。

ホテルで聞くと、20分かかるとも40分かかるともいう。9時半待ち合わせだから、念のために8時半に出よう。**伊藤えみちゃんにサインをもらった『セドナ・メッセージ』を小脇にかかえながら、**書いてもらった地図を頼りに走ること25分。右に曲がったらそこは大きなセメトリーで、教会もあった。その時点で私たちはどの道を行けばいいのかわからなくなっていた。

そこへ、車が1台入ってきた。車の人たちに聞いてみた。

「マゴガーデンはどう行けばいいの？」

「俺たちもマゴガーデンに行くからついて来い！」と言う。「これは神の思し召しに違いない！」と、2人は感動で身震いしていた。私は伊藤えみちゃんがサインをしてくれた本によって導かれていると想った。

セメトリーの脇にある細い道を通り、山道を行くこと30分。手持ちの地図ではとうてい行けないような場所だった。彼らは日曜礼拝にやってきたのだが、日曜礼拝に来た人は10人位だった。

マゴガーデンに着いたのはぴったり9時半。キム・サヨン館長に会って私の気のビデオを渡した。1日かけて、丁寧に施設をめぐり、最後はマゴ城まで……。本当にありがたいかぎりであった。

大村社長は私がバリ島でやった対気がやみつきになったのか、今回もやってくれと言いだした。

1回目はカセドラルロックの見える公園で対気をした。大村社長、奥さま、秋山さん、村松くん、土居くん、誰もが愉快に飛んでいた。

2回目は雪が降ったのでホテルの室内でやった。ツアーの人たち、アメリカの人たちも加わり、楽しく飛んでいた。

対気によって私は、多くの人と結ばれていることを、改めて痛感せずにはいられなかった。

Ⅳ 雷龍の国・ブータン［2012年9月13日(木)～16日(日)］

ブータン王国3泊4日の旅。今回もクラブワールドの斡旋である。28年前、婚約中だった私たちは、

「新婚旅行はどこにする?」

「私はブータンがいいな。TVで見て、ひと昔前の日本みたいだったの」

「でも、僕としては新婚旅行はハワイをとっているので、ハワイにしよう」

「いいわ。でも、いつかブータンに行こうね」

かつてそんなやりとりをしていた。妻にとっては28年を経て、悲願達成である。

今度の旅の目的は3つあった。まずは、ブータンはNGH（国民総幸福指数）が世界一の国というから、その実情と秘密を探りたい。2つ目はワンチュク国王に自分の気のDVDをお渡ししたい。3つ目はパドマ・サンバヴァが瞑想した場所とされるタクツァン僧院を訪れることだ。

タイのバンコックに1泊し、深夜に出て3時間。雷龍の王国ブータンへの旅は大きな雲海で迎えられた。

私たちはエベレストが見えない側に座っていたのだが雲があまりにも厚く、上空を3〜4回旋回したため、エベレストをはじめヒマラヤ山脈もバッチリ見えた。雲の間には丸い円の虹も見えた。「まるで私たちを歓待しているようだね」と妻が言った。

管制塔もなく、峡谷を割って入るため、世界一危険だといわれている空港に無事に着陸すると、一斉に拍手が起こった。

パロ飛行場に着いて、入国審査のために待っていると、さっそく停電。私が行くところではよく停電が起きる。税関でタバコは何箱持っているのかと尋ねられ、3箱だと答えると税金を払えと言う。なんと、ブータンは禁煙の国だった。200％の税金を払うと、そこで待っていたのは、ワンチュク・ペマという28歳の青年で、王様・王妃と同じ名前である。運転手はゼンチョウくんで、同級生だという。いい旅になりそうな予感がした。

首都ティンプーまで約1時間かかる。一昨年前までは道が悪くて2時間半かかったという。アマンコラに到着すると、久保田淑さんという日本人女性が出迎えてくれた。昨日は雨だったのに、今日からは晴れになって良かったという。いつもそうだ。天のはからいとしかいいようがない。六十**数回に及ぶ結婚式、七十数回に及ぶ海外旅行も全部晴れなのだから……。**

まず、第3代国王追悼碑であるメモリアルチョルテンのまわりを右回りに歩きめぐり、織物センター、郵便局をめぐり、ブータンの国獣であるターキンのいる保護区へと歩を進めた。妻は標高2600メートルという高地の酸素不足のせいで心臓がドキドキして、グロッキー状態となり、早々にへたり込んでしまった。

ターキンに草をやっているペマくんに、

「空のあの雲を消してあげよう」

と言うと、「はっ?」と、怪訝な顔をする。

「いいかい。あの雲だよ」

と言って、左手を上げて気を送り、1分位で雲を消した。ペマくんは唖然茫然といった様子だった。

「今度はあの雲だ」

再び1分位で雲が消えた。

車に戻ったペマくんは、ゾンカ語でゼンチョウくんに雲消しのことを興奮してしゃべっていた。それから、無数の祈りの旗がたなびき、幻想的な雰囲気の漂うサンゲガンの丘で、ゼンチョウくんにも雲消しを見せた。彼もまた唖然茫然の様子だった。

アマンコラに戻り、しばし仮眠。4時にペマくんと待ち合わせた。

大きな芝生の広場があったので、

「よし、離れて。気で飛ばしてあげよう」

と言うと、はたまた「？？？」状態で、ペマくんは首をかしげている。

そのとき、目を覚ました妻がやってきたので、まず彼女を見本に対気をやった。そして次にペマくんを相手に対気をした。よく飛んだ。そのとき、たった1回だが雷鳴が聞こえた。雷龍の国だ。龍神様が喜びの声を上げているのだろう。対気の1つであるバックまでやってみせた。

そして夕食を食べようと部屋を出ると、またまた停電があった。それからも2回ほど小さな停電があった。

8時にペマくんとゼンチョウくんに迎えにきてもらい、キラバーとディスコをはしごした。空気が薄いせいか、酒がよく回る。2人にかかえられ、ホテルにご帰館するはめになった。

翌14日は、9時からティンプーで一番古いお寺で長寿祈願した。無数の祈り、マントラ、そして最後はドルジ（雷電）や神聖な経典を頭上に近づけて、長寿の願いを込める、とても精妙な儀式を受けた。

10時半からはアマンコラブータンの総支配人ジョン・リード氏と会談した。私の気のDVDと手紙、DVD再生器と変圧器をワンチュク国王とペマ王妃に渡すことを依頼した。

私の三大奇跡（死にかけていた義父の病を気で治したこと、気の3年縛りで息子が東大大学院をオール優で卒業後、ロンドン・スクール・オブ・エコノミクスに博士号を取るため留学中であること、銀婚式の日のワイングラスの奇跡）を中心に話した。リード氏は国王の秘書にお渡しすることを確約してくれた。

ティンプーで年1回のフェスティバルが、ゾーンで開かれていたので見学した。昼食後、パロに行き国立博物館、映画リトルブッダの舞台になったパロ城砦を訪問した。

その後、パロ・アマンコラに着いたとき、両方の手に素晴らしい気のエネルギーを感じた。妻も同じように感じたという。トランクを開けると、ワンチュク国王に渡すはずの変換プラグが、真ん中で仕切っている反対側から出てきたではないか。

私は妻をどなりつけた。

「俺は完璧にやっているのになんということをしてくれたんだ。反対側に入れたんだったら、ちゃんとそう言ってくれなきゃ！　なんということをしてくれたんだ！」

幹子は部屋を飛び出し泣いていた。

「すまん！　すまん！　ちょっとカーッとして。後は考えよう」

そう言って、妻をなだめるとともに、自らの気持ちを落ち着かせた。翌日は明日はタクツァン僧院に行く予定だったので、10時半頃に就寝した。

2時半頃目が覚めたので、携帯電話で時間を確かめようとすると、なんと携帯電話は真っ黒。妻も起きてきて、ホテルの変換プラグでは通電ができていないのではないかと言った。

そういえば今日の朝夜中通電していたのに、電気残量は3分の2になっていたし、夜寝る前は3分の1になっていたのを想い出した。バッテリーが上がったのかもしれない。そうだとしたら、ここでは直しようがない。

妻が日本から2本、変換プラグを持ってきていたので、試してみた。しかし、通電しなかった。ワンチュク国王にあげようとした変換プラグも試してみようと妻が言った。すると、見事に通電した。私は天のはからいに感謝した。しばらく震えが止まらなかった。「幹子、さっきは怒ってごめん！」心からそう想った。

さて、今日はいよいよタクツァン僧院への登山だ。今回も快晴だ。7時半にペマくんとゼンチョウくんが迎えに来た。登山口まで20分かかった。

登りは馬に乗っていく。約2時間の道のりだ。私の馬はペマくんが、妻の馬はゼンチョウくんが引いてくれた。

そして、馬を降りて600段の階段を下っては登る。下るとそこには大きな滝があり、そこから登りになる。特に登りはきつい。息も絶え絶えである。

ようやくタクツァン僧院の入り口に着いた。チベット密教の天才パドマ・サンバヴァ。日本でいえば弘法大師空海といったところだ。7世紀にパドマ・サンバヴァが虎に乗って空を空中浮遊し、この山の洞窟にたどり着いたという。別名、タイガー・ネスト・テンプルといい、有名な著書に『チベット死者の書』がある。

パドマ・サンバヴァが瞑想した、洞窟のある小さな部屋で、足芯呼吸と瞑想をした。するとクンダリーニが上った。そして、パドマ・サンバヴァの像がある部屋に行った。この寺は1998年に焼失したのだが、国王の命令でこの像は掘り起こされ、2004年に再建したものだという。お妃が5人もいたそうだ。さすがタントラ密教の天才だ。

再び先ほどの小部屋に戻って瞑想した。すると、クンダリーニが上昇して宇宙まで駆け上った。10時から12時まで僧院にいたが、外は雨が降っていた。私が重要な神社やお寺に行くと必ず雨が降る。清めの雨であり、感謝の雨だと想っている。傘を差して下りの階段を降りた。

丁度、滝のところで雨がやむ。今度は上り坂だ。息が切れる。妻もきつそうだ。ようやく登りきり、タクツァン僧院が見えるところで昼食にした。ホテルでつくってくれたお弁当をほおばりながら、つくづく「あ～しあわせ、しあわせだ」と思わずにはいられなかった。

帰りは馬がいない。自分の足で約2時間の下り道である。今度は妻のほうが足早に降りる。私はえらくてえらくて、4～5回休憩をとった。やっと下山すると、またちょっと雨が降った。パロのキラバーに行く予定だったが、疲れ方が尋常ではなかったので、キャンセルした。

16日は日本に帰る日だ。ぺマくんとゼンチョウくんと最後の別れを惜しんだ。

ぺマくんは左脳と左顔面がしびれるという。ゼンチョウくんは腰が痛いという。5分位気を当てたら、2人とも「熱い、熱い」と言っていた。

そしてバンコックに着くと、日本は台風18号で大変だった。同じ日にバンコックに行き、当日日本に戻る予定の山﨑克弥常務（後に専務）は、空港で8時間も待たされたそうだ。しかし、私たちの便は予定どおり0時5分に出発し、17日8時前に到着した。今回も完璧な旅であった。

西野流呼吸法がもたらす三大奇跡

第11章

奇跡の国内旅行

旅は人とのめぐり会いであり、
助け合いでもある。
新しい体験が私の活力を生み、
気の力をより高めてくれる。

Ⅰ　諏訪大社への旅　［2008年10月8日（水）～15日（水）］

私たちは長野県・諏訪大社を初めて訪れた。古来、狩猟神、農業神、そして武神として有名な神社で、戦国時代には武田信玄が頼りにした神社のひとつでもある。

その日も案の定、雨が降っていた。雨が降りしきるなか、私たちは前宮・本宮・春宮・秋宮とめぐった。妙に清々しく落ち着いた気分で歩を進めた。**写真にはたくさんのオーブ（たまゆら）が写っていた（写真11参照）。**

Ⅱ　日本三景の1つ、天橋立への旅　［2013年3月14日（木）15日（金）］

天橋立を2日間にわたってめぐり歩いた。天橋立といえば松島、安芸の宮島と並んで、日本三景の1つに数えられている。イザナギノミコト、イザナミノミコトが、日本の国土をお造りになられ、天橋立を通って、日本の地に降り立ったと言われている神話で知られる名所である。

まず、宮津で降り、レンタカーを借り、籠《この》神社、真名井神社にお参りに行き、文殊荘という宿に投宿した。余談だが、なかなか可愛いきみよちゃんという子が、まかないについた。34歳で独身だという。

夕食後は、カラオケルームも予約していたのだが、赤ワインも1本しか飲まないうちに、思いのほか疲れていたのだろう、8時半になる頃には、急に眠くなって寝てしまった。もちろんカラオケもキャンセル。妻も9時にはスヤスヤと寝息を立てていた。

2人とも、4時半には起床。こんなに早く目覚めるなんて、きっと「朝日を拝め」という神様からの命令だと直感した。そこで、自転車を借りて天橋立を走破し（往復40分）、日の出を拝み、太陽の光が海面を走り、砂浜で足芯呼吸をした。なんとも素晴らしい朝だった。

朝食をすませ、元伊勢神宮の内宮に向かって車を走らせた。

三重県の伊勢神宮に天照大神が鎮座される前はここに鎮座していたのだという。40分位走ると、通行止めになっていた。男の人が言うには、トンネルが土砂崩れを起こして、工事中だという。大回りをしてくれと言う。

そのとき女房が言った。

「何か、いいことがあるわよ」

「僕もそう想う」

と答えた。

それから50分位走ったところで、右側に外宮があった。お参りをするときには、まず外宮からというのが常識なのだから、神様のおはからいだと感じた。

豊受大神を祭る外宮には、人っ子一人いなかったが、丁寧にお参りをした。それから、内宮、天の岩戸神社に参拝。帰りは、通行止めもとれて、20分で戻ることができた。

Ⅲ　宮崎・鹿児島への旅【2013年4月4日(木)～6日(土)プラス7日(日)】

52名の社員と共に、九州（宮崎・鹿児島）をめぐる3日間の慰安旅行に出かけた。宮崎に飛行機で降り立ってから、宮崎神宮で参拝をした。そして昼から、西都原古墳群へと移動した。

2011年の12月17日に来たときの県立西都原老古博物館は、私たち以外はたった4人しかいなかったのに、今回は多くの人でにぎわっていた。15年ほど前に、西都原古墳群を現在のように整備してからというもの、毎年、春になると花見の客でにぎわうようになったという。

続いて、江田神社、禊池に行き、シェラトン・グランデ・オーシャンリゾートに投宿した。

次の日は2つの組に分かれて行動した。

ゴルフ組は、フェニックスカントリークラブ（トーナメントコース）でプレイ。私たち観光組は、まず青島神社に足を運んだ。そのときには巨人は開幕4連勝（1分け）だった。次に、**鵜戸神宮に参拝したが、ここでは、運玉5個中1個が亀石に入った。亀石に入るとは、きっと何かいいことがあるに違いない！**……そう想った。

投宿した霧島温泉での宴会が終わってトイレから戻ると、加原くんがいた。

「おい、加原くん」

と声をかけると、2メートル以上は離れていたにもかかわらず、気のエネルギーで飛んで倒れた。私もすっかり上機嫌になっていたのだろう。2次会のカラオケでは、対気で尾崎常務を飛ばした。みんな大いに楽しんでいた。

2日間は天気に恵まれ快晴だったが、翌日は爆弾低気圧が日本列島を席巻し、風速は30メートルに達するとの予報だった。だが朝起きてみると、雨は降っていたが、風はほとんどゼロだった。

いつも、重要な神社をめぐるときには雨が降る。霧島神社では雨だったが、鹿児島神宮に行ったときには、雨は上がっていた。

ここで、山崎相談役が、もし欠航になったら、明日の用事に支障が出るからと、鹿児島中央駅から新幹線で帰ってしまった。私たちは鹿児島空港に行って結果を待っていた。ここで凄いのは、**総務の米津くんが1人当たり120円プラスで旅行保険に延泊を付け加えていたことだ。**

僕も「初めての鹿児島だから1泊したいな」と願っていたところ、欠航が決まった。妻の幹子からは、たびたびの電話で「今日は大丈夫帰れるから」と言っていたのだが……。しかし、本音は**「やった〜！　俺の願望実現法のほうが勝ったぁ〜！」であった。鵜戸神宮で1回だけ亀石に入った運玉の御利益がたった1日で現れたのだ。**

翌日、会社に帰ったら、水曜日の夕方にぶつけた車が直って帰ってきていた。完璧だ。

Ⅳ　第2班との宮崎・鹿児島への旅［2013年4月11日(木)〜13日(土)］

当社の第2班の従業員慰安旅行、55名。今度は妻も同行だ。

前の班と同じコースをたどった。宮崎神宮を参拝後、西都原古墳群へ。そして前回は行かなかった90号古墳、大山祇命《おおやまつみのみこと》が眠るという古墳へ。行くと、2号車のバスがすでに止まっており、みんな降車していた。

私たち1号車組は、先に鬼の岩屋のほうへ行ってから、90号古墳のほうへ行った。古墳にＤＶＤ

を向けると、ゴオオーンという凄い音がした。それは、Ｆ15戦闘機の音だとすぐわかった。

石上神社の階段の上で、歴史にまつわる話をしばらく聞いて、バスに戻る途中のことだった。再び90号古墳にＤＶＤを向けると、またもやゴオオーンという凄い音がした。それは、妻と行ったときや石塚くんと行ったときの音とは違い、明らかに戦闘機の音だった。

だが、３度訪れたわずかな時間に、３度とも音が鳴ったのだった。


翌日、先週行ったときに、鵜戸神社で、背後にそびえる吾平山《あひらやま》に鵜葺草葺不合命《うがやふきあえずのみこと》のお墓があるということを知った。そこで妻に、

「一緒に行こう」

と言うと、

「私は行かない」

と言う。

「じゃあ、おまえの代理で行ってくる」

ということになった。なぜなら、鵜葺草葺不合命《うがやふきあえずのみこと》は、本来、君の守り神なんだから……。養子はつらいよ～。そんな様子を見ていた妻は、さも楽しげに笑っていた。

建築部の三村くんを連れて行った青島神社では、巨人の連勝が止まったので、再び連勝するようにと、さっと参拝して（それから5連勝）、タクシーで鵜戸神社へと向かった。

吾平山の登り道を、汗だくで登って約20分。山頂近くに御陵はあった。宮内庁管轄で、もちろん中には入れなかった。降りて、10分位してから、みんなが青島神社からやってきた。鵜戸神社といえば運玉だ。5つ投げて1つも入らず。トータル15打数1安打。打率、6分6厘。妻の幹子は5つ投げて、今回は1つだけ入った。トータル13打数5安打。打率3割8分5厘である。

霧島温泉で、混浴風呂に入ると、カップルの2人がいた。20代だ。ちょっと運が向いてきた気がした。

翌朝は、これも前回聞いたことだが、霧島ホテルからタクシーで20分位走ると高千穂峰に登る登山口、高千穂河原に着くという。天孫降臨の山として知られ、頂上には天の逆鉾が岩に刺さっているという。

三村くんと2人で4時半に起き4時50分に出発。暗闇の中を鹿が悠然と道路を縦断していた。

5時10分頃登山口に着き、登山開始。登っていると、すぐ明るくなり、途中で休憩をとりながら、朝日に映る新燃岳《しんもえだけ》を眺めた。2年半前、噴火した山だ。50分位行くと、馬の背の前に最初の難関が立ちはだかった。

3歩進んで2歩下がる。少し歩くとすぐ息が切れてしまう。三村くんが手を貸してくれ、ようやく登りきった。

遠くに見える桜島が黒い噴煙を上げていた。午後から、桜島に行くのだが、はたして大丈夫だろうかと不安がよぎった。

右手に火口を見ながら、いわゆる馬の背と呼ばれるなだらかな勾配を歩むと、そこには天の逆鉾らしきものはなかった。左手300メートル先に下がったところに鳥居が見える。三村くんが、地図を見ながら、「どうやら、あの山のてっぺんに天の逆鉾はあるみたいですよ」と言う。「え〜もう、一山あるのか〜」。ちょっとうんざりした気分がして、引き返そうかなと一瞬想いもしたが、もう一生ここに来ることはないだろう。ここで戻っては悔いが残ると想いなおして、登山を続行した。

鳥居まで行ってみると、そこは霧島神宮の元宮だった。それからが第2の難所である。三村くんに手を引かれながら悪戦苦闘。もうすぐ頂上に着くというときに強列な追い風が吹いた。「先生、追い風が吹いていますよ〜、一気に登りましょう」

と三村くんが叫ぶ。そのとき追い風を受けながら、天の言葉を聞いた。

「あと少しじゃ〜。頑張れ〜、頑張れ〜」

やっと登った〜。天の逆鉾が、凛とそびえていた。三村くん、本当に本当にありがとう。君がいなければ、絶対に登れなかった。二礼二拍手一礼。足芯呼吸。そこで食べたおにぎりのなんとおいしかったことか。私は、おにぎり2個だけだったが、三村くんは、おにぎり3個とバナナ2本をたいらげた。

通常、案内書には1時間半かかると書いているが、2時間半もかかってしまった。

20分位山頂にいて、下りの急勾配は霧島ホテルの人から教わったカニ歩きで下山したが、3度転んだ。通常1時間かかるというところ、1時間10分かかった。

丁度9時ぴったりに登山口に捻挫もせずに、無事帰還。9時16分、霧島神社でみんなと合流した。まさに完璧だ。

午後から、桜島に行った。晴れ渡っていた。霧島連山も美しく見渡せた。気にしていた足も、1日たっても2日たっても、痛んだり重くなったりせず、むしろ、軽くなったような気さえした。

V　出雲大社（1回目）への旅　［2013年6月7日(金)〜10日(月)］

6月7日に大阪伊丹空港から出雲縁結び空港に着き、まず日御碕《ひのみさき》神社に参拝した。

日御碕神社は出雲大社の祖神《おやがみ》さまとして崇拝を集めている。通称、みさきさん。下の本社（日沈《ひしずみ》の宮《みや》)は天照大御神を主祭神とし、上の本社(神の宮)はスサノオノ命を主祭神とする。「日沈みの宮」の由来は、創建の由緒が、伊勢神宮が「日の本の昼を守る」のに対し、日御碕神社は「日の本の夜を守れ」との「勅令」を受けた神社であることによる。

それから、6月16日まで特別展が開かれている島根県立古代出雲歴史博物館に行った。会場に入ると、出雲大社境内から出土した大きな宇豆柱があった。それから推察すると高さ48メートルに及ぶ大神殿が建てられていたという。荒神谷遺跡より出土した国宝を含む銅剣358本・銅矛全点、賀茂岩倉遺跡より出土した国宝の銅鐸全点が公開されている。その夜は湯宿草菴に宿泊した。

次の8日は意宇郡《おうぐん》にある「意宇六社参り」だ。まず、揖夜《いや》神社に参拝。主祭神はイザナギノ命。すぐ近くにある黄泉の国への入り口である黄泉《よもつ》比良坂《ひらさか》に行った。それから、意宇六社ではないが泊まった宿の人が勧めてくれた阿太加夜《あたかや》神社をめぐり、熊野大社へ行った。そこで昼飯をとり、六所神社、真名井神社をめぐり、八重垣神社に。ここは、鏡池という池があって、神社で購入した紙に10円玉か100円玉を乗せて、水面に浮かばせて縁結びの吉凶を占うという。15分以内に沈めば良縁に恵まれるという。妻がやってみたら、4分で沈んだ。私もやってみた。2分半だった。

そして最後に神魂《かもす》神社へ行った。ここは最高の気のスポットだ。この2日間でめぐった最高の気の場所の順位は、1＝神魂神社、2＝日御碕神社、3＝熊野大社だろう。

6月9日（日）はいよいよ結婚記念日である。出雲大社で正式参拝したが、それは地元の伊文神社の新実宮司が神社庁にかけあってくれて実現したものだった。

出雲大社はその年、60年に1度の大遷宮の年。5月10日には、大国主命が修造の終わった御本殿に御遷りになる「本殿遷座祭」、11日、本殿遷座奉幣祭、26日、本殿遷座奉祝祭も無事終了した。11時に行って11時半から正式参拝だ。その間、ずっーとついてくれたのが、松田泰典権禰宜（34歳）だった。

彼の案内により、拝殿の奥の本殿に入った。6月中は特別に奥の本殿にも一般の人が入れて、日曜日だということも相まって、拝殿、本殿両方とも凄い人でにぎわっていた。

私たちは、一般の人は立ち入れないさらに奥の本殿の東から入り、本殿の真後ろに行った。そのときに気のレベルがぐんと上がった。そして、本殿の西側で正式参拝した。榊を納め、二礼四拍手一礼。「大国主命は西側を見ているので、今あなたたちは相面しているのですよ」と教えてくれた。

正式参拝を終えて来た道を戻りながら、私と松田さんは、互いの身の上などを語り合って意義ある時間を過ごした。第8章でそのやりとりを書いているので、参考にしてほしい。

1時半からは大川麗奈ちゃん率いるベースボールガールズの神社ライブが博多・宮地嶽神社であった。4時頃に電話してみると、ライブ前後は雨が降ったが、ライブ中は雨が小やみになったという。

翌日、また出雲大社に、私だけ行った。

次に出雲大社に来るのは神迎祭が行われる11月12日のことだ。そのときは江口佳那ちゃんと一緒だ。佳那ちゃんは稲佐の浜から出雲大社に向かう列の最前列にいつも乗るという。今から楽しみだ。帰って、伊文神社の新美さんに、門前横町で買ったまんじゅうを手土産に、お礼に行ってきた。

Ⅵ 鹿島神宮・御岩神社への旅 [2013年9月21日(土)~23日(月)]

翌21日から茨城県鹿島神宮に参拝だ。私も佳那ちゃんも茨城県は初めてだ。中央構造線の東端にある神社で、西端にあるのは幣立神宮である。これで全部回った。

鳥居をくぐり、しばらく歩くと、奥宮があった。その前の休憩所で抹茶セットを頼みトイレに立った。トイレから帰ると、店のおばさん2人が光が写っている写真をくれるという。大きな写真は店に飾っていたが、丁度2枚だけ小さな写真があるので、佳那ちゃんと私にただでくれるというのである。なんでも私がトイレに行っているときにおばさんたちが、あの人はオーラが違うと言い始め、佳那ちゃんに、

「何をやっている人だね？」

と聞いたそうだ。佳那ちゃんが、

「気功の大先生だよ」

と答えたところ、2人は納得したそうだ。

それから御手洗に行き、足芯呼吸をした。

水戸駅近くの東横インに投宿した。夕食後、バーを探すものの水戸駅付近には1軒もない。しかたなくコンビニでそばを買って、部屋で鹿島神宮でいただいた御酒を飲みほして12時頃に就寝した。

22日は朝8時半から御岩神社に向かった。30分位かかるとホテルで聞いていたが、なんと2時間もかかった。

原発のある東海村を抜け日立市へ入った。宇宙飛行士のエドガー・ミッチェル氏がアポロ11号で月から地球に還ったとき、そこから宇宙に向かって光の柱が出ていたという。また同じく宇宙飛行士の向井千秋さんも、宇宙から同様の光の柱が御岩神社から出ていたのを見たという。鳥居をくぐっ

てしばらく歩くと大きな三本杉があった。

さらに奥に行くと佳那ちゃんが、

「あそこから光の柱が昇っている。3カ所から昇って1本の光になっている」と言い、さらに「それで象徴的に3本杉があったんだわ」と言った。さすが佳那ちゃん。私は思わず足芯呼吸をした。佳那ちゃんが撮った写真には光が乱舞していた。

その後、水戸から電車で東京に向かい、ベイコートホテルにチェックイン。阪神―ヤクルト戦をテレビで観戦した。阪神が負けたため、巨人のV2が決定した。それから浅草寺に行って、浅草の飲み屋で巨人の優勝を祝って乾杯！ ホッピーに日本酒、ホテルに帰ってからはワインで祝った。

Ⅶ 伊勢神宮への旅 ［2013年11月6日（水）〜9日（土）］

朝10時から柴田工業の新工場の起工式があった。それを終えてから宿泊地ジ・アースに向かう。家から23号線に乗ったら信号なしのノン・ストップで走り続けることができ、4時過ぎに着いた。すぐ前が海で「絶景かな、絶景かな」。嵐を見る館がキャッチ・フレーズの旅館だ。

夕食後、「伊勢神宮に行こう」という冊子を見ていたら、おはらい町の地図に大宮司職舎というのが載っていた。とっさにこれは鷹司尚武伊勢神宮大宮司に、手紙と気のＤＶＤを渡さなければならないと感じた。鷹司大宮司が生まれた旧美濃岩村藩恵那市と西尾市は、友好都市でもある。

翌7日、私たちはまず月読宮に立ち寄った。雨が今にも降り出しそうな気配だったが、妻が参拝を始めるや否や雨が降り出した！　参拝を終えて伊勢神宮外宮に着くと、12時5分前だった。雨がちょっと降っている。傘を差している人といない人が半々だ。御手洗場で手と口を清めると、丁度12時。参拝を終えてから、豊受大御神《とようけのおおかみ》の荒御魂を祀る多賀宮にも参拝した。

タクシーで内宮へ。タクシーを降りると、ごく少しだけ雨が降っていた。しかし空は晴れ渡り、太陽が燦々と輝く。斎館で玉串料をお渡しすると、2時から神楽殿で神楽が始まるので見ていかないかという。正式参拝は3時からなので丁度いいと、神楽を中央一番前で見た。

そして正式参拝。御正殿の真ん中に相対峙して参拝。天照大御神の荒御魂を祀る荒祭宮に参拝に行く。幹子がその間写真を撮っていた。そのうちの4枚に、赤と青の光の写真が写っていた。そして宿泊先のばさら邸へ。3年連続の宿泊だ。

翌8日はまず横山展望台に寄ってみた。英虞湾一帯が見渡せるところだ。**快晴の空にたった1つだけ雲があった。「よし、あの雲を消そう！」。念じ始めて1分足らずで消えた。**

それから、その日のメイン・イベントである瀧原宮に行った。

瀧原宮に着く5分前に携帯電話が鳴った。沼津の佐藤社長からだ。今度西山取締役が定年退職するが、なんでも取締役3人が必要だ。監査役である母か妻を取締役にしたいという。それなら妻がいいということで、**瀧原宮の駐車場で妻の山旺建設工業の取締役が決定した。**

瀧原宮に行くのは3年連続だ。ただ、いつもと違うのは、遷宮ブームのせいで、多くの団体客が押し寄せていた。私たちが参拝している間だけでも3団体の人たちが参拝に訪れていた。

私は瀧原宮で左手にカメラを持ち、右手で雲を消した。やはり1分位で雲は消えた。雲消しは私の得意技であるが、映像におさめたのは初めてである。

そして9日は、鈴木裕子さんがオルゴールの音楽を担当している猿田彦神社の伊藤小坡美術館に寄ってから西尾に帰り、今回の伊勢神宮正式参拝の段取りをしてくれた伊文神社にお礼に行った。

Ⅷ　出雲大社への旅（2回目）［2013年11月12日（火）～14日（木）］

前の週に引き続き、今度は今年2度目の出雲大社である。

前日からウェスティンホテル大阪に泊まった私は、朝プールで30分間水中歩行を行い、万全の体調で伊丹空港から出雲縁結び空港に着いた。

1時頃、出雲大社で江口佳那ちゃんとお母さんの立子さんと待ち合わせた。参拝をしてから神楽殿の人に聞いたら、今年から方針が変わって、稲佐の浜から付いてきた人だけが、神楽殿に入って八百万の神々をお迎えできるという。神楽殿での待ち伏せは禁止になったわけだ。私のイメージどおりである。

佳那ちゃんは過去3度神迎え祭りに参加しているが、3度とも神楽殿の一番前で座って待っていたという。私の気のＤＶＤを社務所で、松田泰典権禰宜に渡してくれるように頼んでおいた。なにしろ、今晩始まる神迎えの準備で、どこにいるのかわからないというので……。

それから隣の島根県立古代出雲歴史博物館を見て、宿泊先の出雲ひのみさきの宿ふじに向かったが、空から海に何本かの光が降りていた。急いで夕食をとり、ホテルの車で神迎えの神事が行われる稲佐の浜に向かった。

途中でやはり雨が降り出した。歩いて5分のところで降りたが、雨と風がますます強まってきた。傘が逆になってしまうほど強い風だ。妻が携帯電話でタクシー会社に「10時頃迎えにきてほしい」と頼むが、全部断られてしまった。ええい－、なんとかなるだろう。**私たちが稲佐の浜に着くと、雨はやんだ。**夜空には金星と月が見える。少し高台に腰かけ、50分ほど神迎えの儀式まで待った。

7時丁度、それまで吹いていた風がピタリとやんだ。神迎えの儀式が始まり、しばらく経った頃、風が吹き始めた。「あ〜、神様たちが今来ているな」と実感した。

佳那ちゃんには神様が見えるという。15分位たったとき、「あっ！　今神様が動き始めている」からと、場所を移動させようと言った。私たちは急いで出口のほうに移った。そこに雅楽の流れる中、榊と龍蛇神を白い布で囲み、それに提灯が続いた。まさに幽玄の世界である。私と妻は手をつないで追いかける。佳那ちゃんと立子さんは前のほうに行ったみたいだが、確認はとれない。しかし、かなりの早足だ。約50分位歩いて、出雲大社に着いた。鳥居をくぐる前に多くの待ち伏せ組の人がいて、ごっちゃごっちゃの状態だ。神楽殿に入るために全員ストップし、１００人から１２０人位が順に神楽殿に入っていった。

また雨が降りだした。清めの雨だ。私たちは１００番目位に入ることができた。神楽殿は約２０００人入れるそうだから楽勝だ！　約1時間の神迎えの儀式であった。

終わって、鳥居の前に出ると、そこに空車のタクシーが待っていた。ラッキー！　佳那ちゃんに電話をし、待つこと5分。一緒に宿に帰り、夜は夜中の2時半まで大宴会を楽しんだ。

翌日目が覚めたら昼の1時だった。妻と佳那ちゃん、お母さんは龍蛇神・日御碕神社に行ってきたという。それから4人で島根県立古代出雲歴史博物館で昼食をとった。帰りに立ち寄った稲佐の浜のきれいだったこと。雲から光のカーテンが降りていた。

翌14日はまず出雲大社に立ち寄り、松田権禰宜にお会いして、少しばかり親交を温めた。それから佳那ちゃんたちを出雲縁結び空港に送り、まだ時間のあった私たちは、荒神谷遺跡に寄ってから、12時丁度に出雲縁結び空港に到着した。

またしても完璧である。

西野流呼吸法がもたらす三大奇跡

第12章

奇跡の対気

ここにまたひとり、
気が縁で交友が始まった。
そして次々とアスリートたちとの
交流の輪が広がっていく。

思わぬ交友関係が思わぬところから始まる。これもある種の奇跡である。それは長年親交を温めてきた江口佳那ちゃんのひと言から始まった。

2013年8月1日(木)。今日はIWGPヘビー級王者を史上最年少で戴冠し、IWGPインターコンチネンタル王者である新日本プロレスの中邑真輔さんがわが気の教室にお見えになった。

2カ月前、江口佳那ちゃんが私に、プロレスラーの中邑真輔さんとはソウルメートだと言ったのがきっかけだった。そして、今はメキシコ遠征中だが、日本に帰ってきたときに、ぜひとも気の教室にお呼びしようと話していたのだった。それが実現したのである。

7月28日（日）になじみのすし屋吉野寿司で、スポーツ新聞を読んでいると中邑選手が腰椎圧縮骨折でG1シリーズは絶望的という記事に目が止まった。しかも8月1日に、静岡県浜松市でG1グランプリが開催されるという。三河安城駅と浜松駅は新幹線で34分の近さだ。またとないチャンスだ。

すぐ佳那ちゃんに電話して中邑さんと連絡をとってくれるよう頼んだ。佳那ちゃんは朝一番で鳥栖を出て名古屋駅で、自宅の葉山からきた中邑さんと合流した。

三河安城駅でタクシーを拾うときは、名タクの清水澄夫さんのタクシーがベストだと佳那ちゃんに言っておいた。そうしたらたった1台だけ名タクが止まっていたという。それがなんと清水さんの車だった。縁というのはまことに不思議なものだ。

清水さんとはいつも気の話をしている間柄だ。その清水さんの車で中邑さんと佳那ちゃんが、わが気の教室に着いたのは10時47分のことだった。

まず足芯呼吸を教え、続いて対気をした。中堀陽子ちゃんと対気をすると、長年共に気の稽古に励んでいる彼女は、見事に中邑さんを飛ばした。

私が対気をやるとグルグル、クネクネと回り飛んでいた。アクセル、メリーゴーランド、マットスルーなど全部の技をこなしてくれた。最後のクンダリーニのときは、頭頂から何かが抜けていったそうだ。

手島健次くんが整体をすると、中邑さんの腰の痛みもバッチリ治った。

別れ際に、

「先生、今日はいろいろありがとうございました。先生の携帯電話を教えてください」と言うので、

「先ほどお渡しした気のＤＶＤの中の名刺に書いてありますよ」

と答えた。

そしたら、その夜の9時48分に早くも中邑さんから電話があった。また、すぐにでも気を体験したいと言っていた。

まさに「いつやるか？　今でしょ！」。その大切さを修得している人物だと確信した。

大相撲のモンゴル人第1号力士の旭鷲山は、今から6年前に藤山久実さんの紹介で東京両国のレストランで会った。そのとき彼を気で飛ばしたことがある。彼は今モンゴルの国会議員で、将来の大統領候補だという。

プロ野球の元西武ライオンズ日本一監督、現ロッテ監督の伊東勤さんとも、藤山久実さんの紹介で2年前、わが気の教室に来てもらい、楽しく飛んでいただいた。

私の大好きなスポーツであるプロ野球、プロレス、大相撲の3人の偉大な人たちに、気で楽しく飛んでいただいたことは、私にとって大きな収穫であり、これからの人生をより実り豊かなものにしてくれることだろう。

こうしたアスリートたちとの交友は、私の気の人生を語るとき、シンボリックな出来事となっていることは、疑いようもない事実である。

西野流呼吸法がもたらす三大奇跡

第13章

奇跡の名古屋ドーム

日本シリーズでの完全試合！
落合監督、涙の胴上げ！
私の眼前で繰り広げられた
数々の奇跡に感謝、感謝、感謝！

私は大の巨人ファンだが、住んでいる土地柄もあり、中日ドラゴンズのファンでもあった。**私たち夫婦はたった2回だけ、名古屋ドームにプロ野球公式戦を観に行った。**

山旺《さんよう》建設は名古屋ドームの年間シートを2枚購入していた。そのためCS（クライマックスシリーズ）や日本シリーズに中日ドラゴンズが出るようなことがあれば、必ず券が2枚回ってきた。

2007年（平成19年）11月1日。その日は名古屋で私たちの結婚の仲人をやっていただいた元愛知県副知事・新実富太郎さんの葬儀があった。父と会った私たちは、昼食をとりに金山駅にあるANAクラウンプラザホテルの中華料理店に入った。

そこに日本ハムの4番打者セギノールがいた。でっかい図体である。日本ハムの選手はこのホテルが宿舎だそうだから、セギノールがいても、何の不思議もない。

それは妻と行く初めての名古屋ドームだった。

日本シリーズ第5戦。ここで負けると、勝負は日ハムの本拠地・札幌ドームに移ってしまう。

日ハムの先発はダルビッシュで、中日は山井大介投手だった。2回の裏に中村紀洋選手がタイムリーを打って1点先取。アッという間に8回になり、先発の山井投手が、それまでなんとパーフェクトピッチングだった。

ところが豆がつぶれて血が出たため、続投ができなくなってしまった。リリーフに出てきたのが、セーブ王であるわれらの岩瀬仁紀投手。岩瀬投手は西尾市出身で、彼の妹が山旺建設の土木職員の大村くんと結婚式を挙げたため、私も新郎側代表として出席したこともある。

さすが岩瀬投手である。見事3人で締めて、日本シリーズで初めての完全試合を達成したのだった。

中日ドラゴンズ51年ぶりの日本一！　落合監督、涙の胴上げだった。

2回目にナゴヤドームに行ったのは2011年（平成23年）11月6日のこと。ヤクルトとのCS第5戦だった。吉見―岩瀬―浅尾で辛くも2対1で逃げ切って、落合監督、最後の胴上げとなった。

私は巨人ファンで2番目にひいきにしているのが地元の中日だった。落合監督は巨人OBということもあり、とりわけ好きな選手だった。彼が監督をやった8年間は、すべて優勝にからんでいた。ところが中日はその彼を首にしてしまった。青天の霹靂とはこのことだ。なぜなのか。その理由さえわからない。ただ憤りのみが私の心の奥底に、残滓《ざんし》のように降り積もった。

以後、私は中日スポーツの購入をやめた。

西野流呼吸法がもたらす三大奇跡

第14章

奇跡の山旺《さんよう》建設株式会社

「念じれば願望は必ず実現する」……。
気のエネルギーを感じるとき、
必ずその言葉に帰り着く。

1950年（昭和25年）1月25日に、大臣登録業者として愛知県西尾市に創立された山旺《さんよう》建設株式会社。創立以来65年間、1度も赤字だった年はない。

三河地区の建築・土木のリーディング・カンパニーとして、揺るぎない地位を築いている。高い技術力と長年の実績、そして地域のみなさまの信頼を育み、着実に成長を続けている。たとえ値段が競合他社より高くても、山旺建設が受注することも多々あり、それは地元では絶大なる信頼と人気を得ている証明でもある。

社員数125名、1級建築士16名、1級建築施工管理士44名、1級土木施工管理技士58名、複数取得している人も多くいる。私も1級建築・土木施工管理技士の両方を取得している。

建築設計部の石塚常務にいたっては、1級建築士の他、構造設計1級建築士・設備設計1級建築士の3つを持っている。3つ持っている人は全国で100人位しかいないらしい。

私は、創業者山﨑隆夫社長・会長、山﨑周彌社長に続いて、**平成9年（1997年）に社長に就任した。初年度に過去最高の完成工事高105億円を記録したことは、今でも私の誇りである。**

平成9年から建設業労働災害防止協会愛知県支部西尾分会の会長に就任。平成21年には、愛知県農業土木研究会幡豆支部の支部長に就任している。平成22年には、愛知県建築技術研究会西尾幡豆分会長となり、平成27年には、一般社団法人愛知県土木研究会岡崎支部の支部長となった。

そして愛知県農業土木研究会副会長にも就任した。県関係の地元の長は独占しているといっても過言ではない。**加えて、平成21年から、54歳の若さで公益法人西尾法人会の会長に就任している。**

完璧そのものだ。

平成24年から10億円前後の仕事が相次いでいる。

平成24年にはアスカ工業（株）新築工事。平成25年には（株）オティックスR＆Dセンター新築工事。平成26年には（株）あいや米津新工場新築工事、特別養護老人ホーム第2せんねん村新築工事、社会福祉法人あいち幸田町特別養護老人ホーム新築工事、スーパーヤマナカの西尾寄住ショッピングセンター新築工事。平成27年には坂部工業（株）上矢田新工場建築工事を完成させている。

２０１４年（平成26年）には、過去最高の１０５億円を更新する１１０億円を記録した。

この１００億円突破を記念するとともに、私と女優吉沢京子さんのお誕生日会も兼ねて、３月２

日にホテルクラウンパレス知立で、185名を集めて盛大に祝った。

2015年6月には、再び100億円を突破。2年連続は、もちろん会社史上初めてのことである。

山旺建設はただいま絶好調！　前へ前へ突き進み続けている。

この成功の背後には、気の教室に集まった人たちの幸福感と達成感があるのではないか。そうした感慨をつい持ってしまいます。

だとすれば、気のエネルギーは、私をはじめ山旺建設、そして気を愛する人にとっての命綱にほかならないのである。

あとがき

この書を西野皓三大先生、私の妻・幹子、私の気の教室に通う人たちに、感謝し捧げたいと思います。私の気の教室は満員なので、ぜひとも、西野流呼吸法に通っていただきたいと思います。その稽古場は「まえがき」の最後に紹介していますので、参照してください。

また、クリスタルウォーター株式会社代表取締役の藤山久実さんにも、心より御礼申しあげたいと想います。また、ＤＶＤには、ご本人役で出演していただき、本当にありがとうございました。

また、私の自伝のＤＶＤに出演してくれた、**山﨑秀夫役の地元西尾市出身の南翔太くん、山﨑幹子役の矢部美穂さん、中堀陽子役の青木ゆり亜さん、杉村美奈役の柳野玲子さん、初恋のしーちゃん役の矢部美希さん、伊藤えみ役のご本人、藤山久実役のご本人、山﨑隆夫役のダニエル・カールさん**……皆様方のご熱演には、心から感謝いたしております。

おかげさまでいいＤＶＤができました。

実写フィルムの順序は、次のとおりになっております。

1　篠塚秀夫・山﨑幹子結婚披露宴（昭和60年6月9日）
2　初めてのビデオ　ＪＣスクール
3　約150キロ離れた石川県・和倉温泉から愛知県西尾市総合体育館まで、携帯電話に気を送り人を飛ばす遠隔対気
4　元法務大臣杉浦正健先生主催のポセヤスクールにおける、石塚守くんの伝説の壁ぶち抜き事件
5　2007年世界気功フォーラム
6　台湾　李鳳山先生（正中記念堂・昼食会場・梅門道場）
7　バリ島でのジュゴク演奏と対気
8　セドナ、マゴガーデン
9　天の岩戸神社・浅ヶ部神楽

そしてラストを飾るのは、伊勢神宮の元宮である瀧原宮での100秒雲消し!!!

道教の始祖の1人とされる荘子《そうし》の詩に「胡蝶《こちょう》の夢」があります。夢の中で胡蝶（蝶のこと）としてひらひらと飛んでいたところ、ふと目が覚めたが、はたして自分は蝶になった夢を見ていたのか、それとも今の自分は蝶が見ている夢なのかわからない、という内容です。

確かに、私たちが現実と呼ぶ部分も夢であり、幻であるのです。しかし、同じ夢を見るなら、それは花に包まれた素晴らしい夢を見ようではありませんか。

また、荘子の言葉に、このような言葉があります。

「真人は踵《きびす》より呼吸し、衆人は喉《のど》をもってする」

本当の人は足裏より深い呼吸し、一般の人は喉を通して浅い呼吸をするという意味です。まさに西野流呼吸法の足芯呼吸そのものです。

私は1日3回、西野流呼吸法・足芯呼吸の天遊から始まり、円天―天翔―行雲―蓮行と行います。所要時間はたった1回5分、3回で15分にすぎません。

それで気が循環し、すべてがうまくいき幸せになれるのです。

ぜひ、みなさんも西野流呼吸法を実践し、願望実現法で幸福な人生を送ってほしいと願っています。

今回、第14章の「奇跡の山旺《さんよう》建設株式会社」を除けば、妻に出会ってから2013年までにあった出来事を書かせていただきました。2014年以降も素晴らしい夢を見させていただいております。

もし、この書が好評でしたら、2014年以降に起きた数々の奇跡や、私の気の教室に通う人たちが健康を回復し、いかに素晴らしい人生を送っているかについて紹介したいと考えています。

私のレジェンドは、現在進行中であります！

写真集

気の奥義

～気を循環すれば幸福になれる～

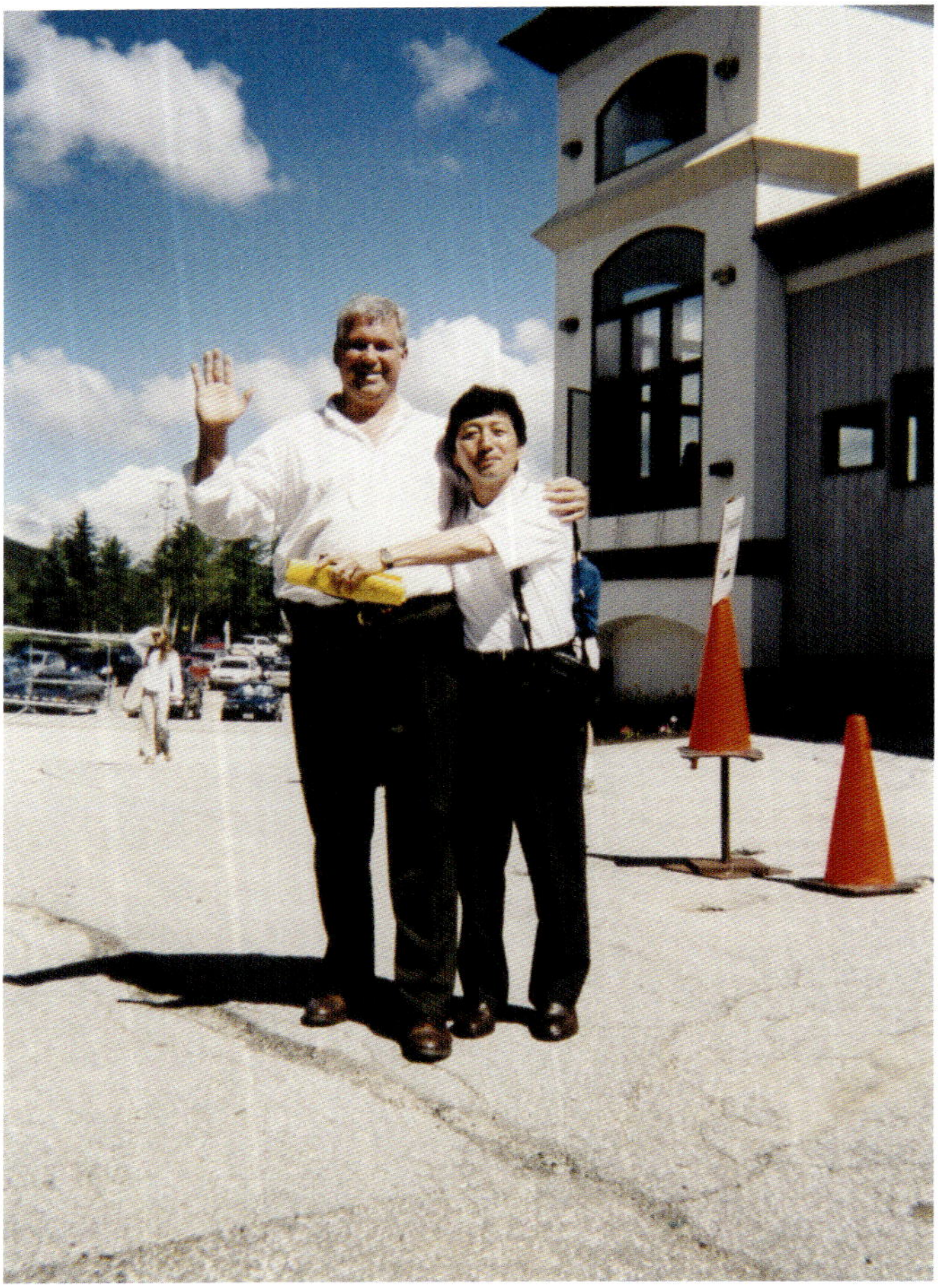

写真１：ジョン・スミス氏と

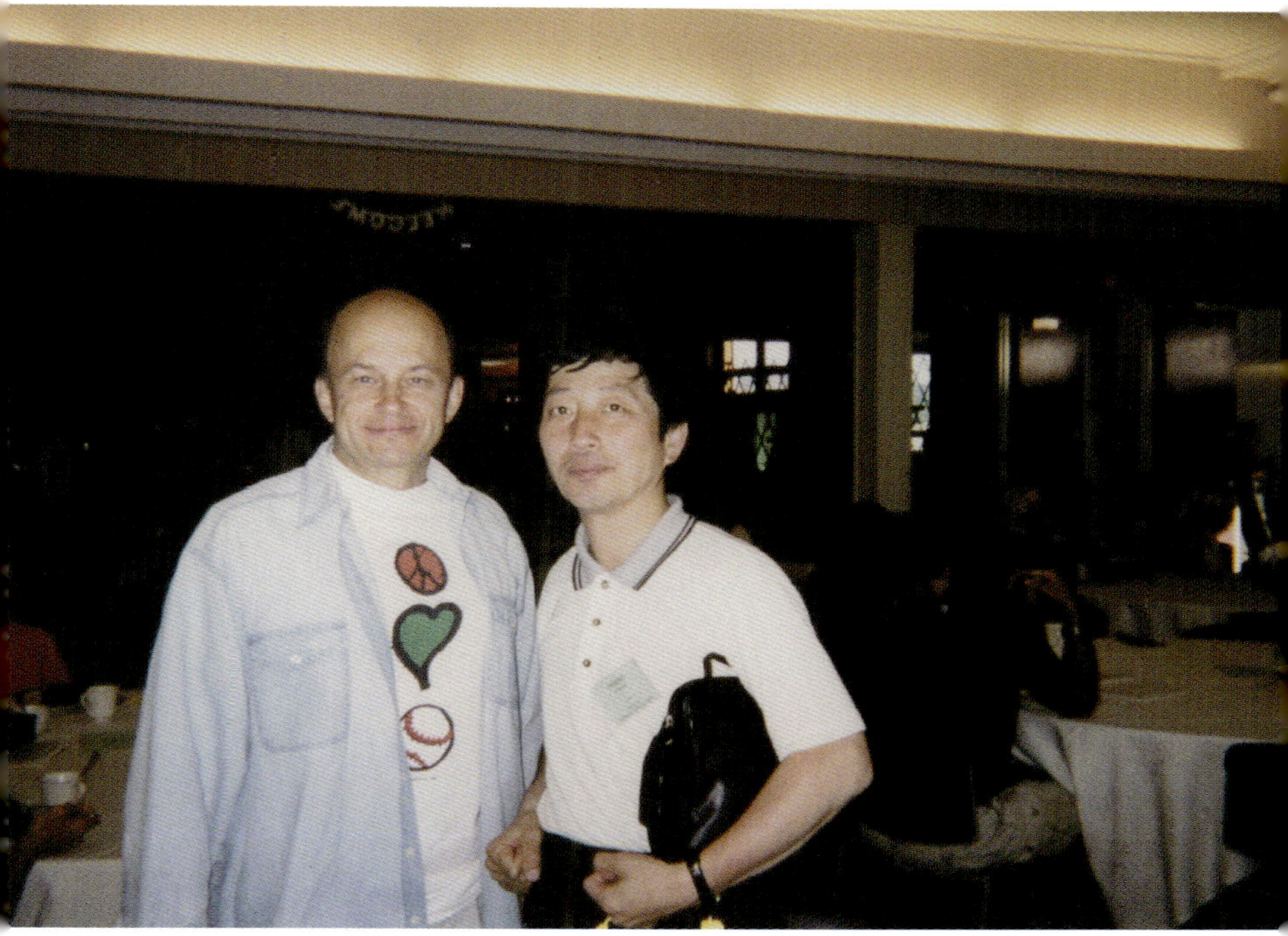

写真２：ケン・カリッジ氏と

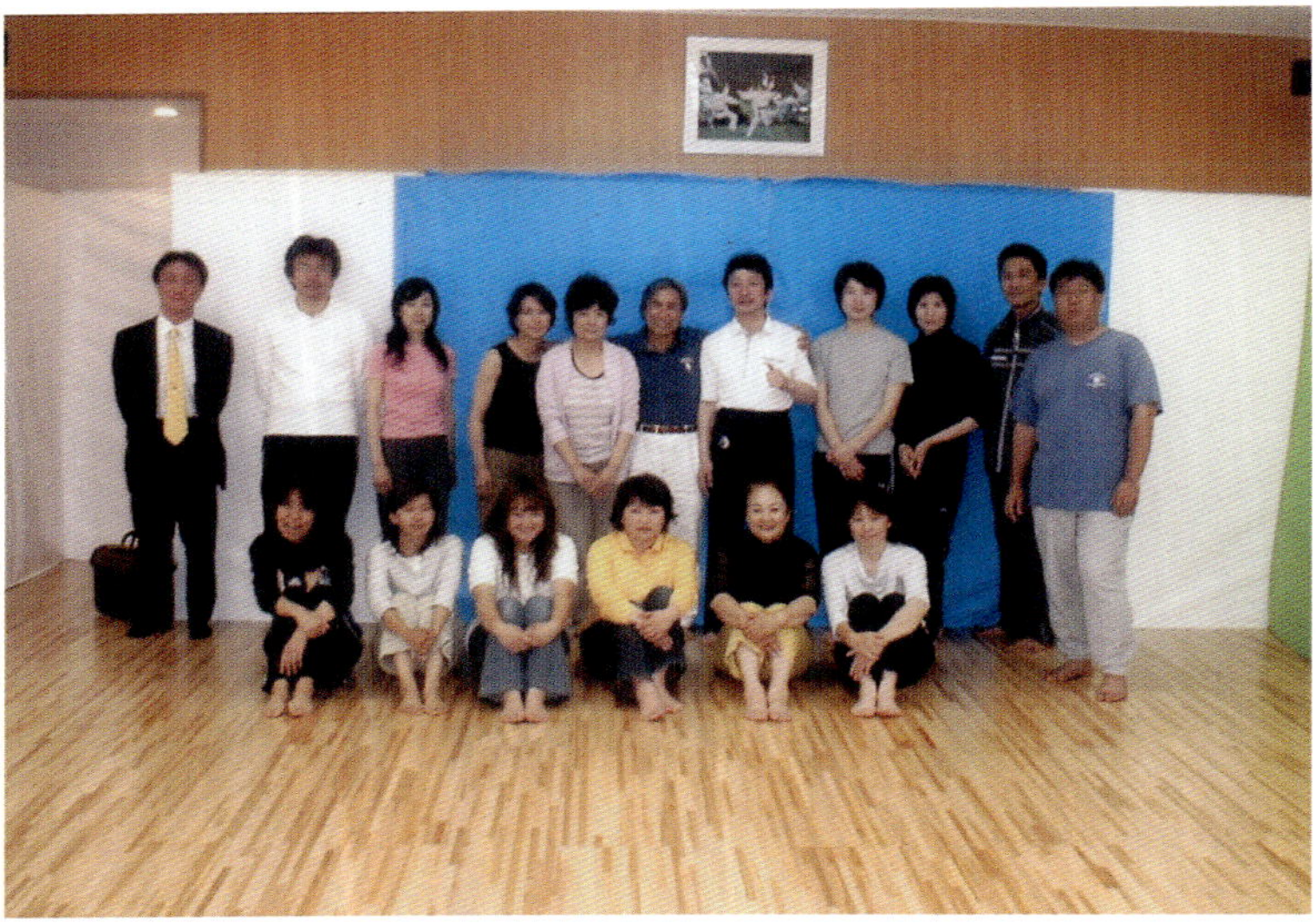

写真３：ジョージ・ユウ氏と自宅道場にて

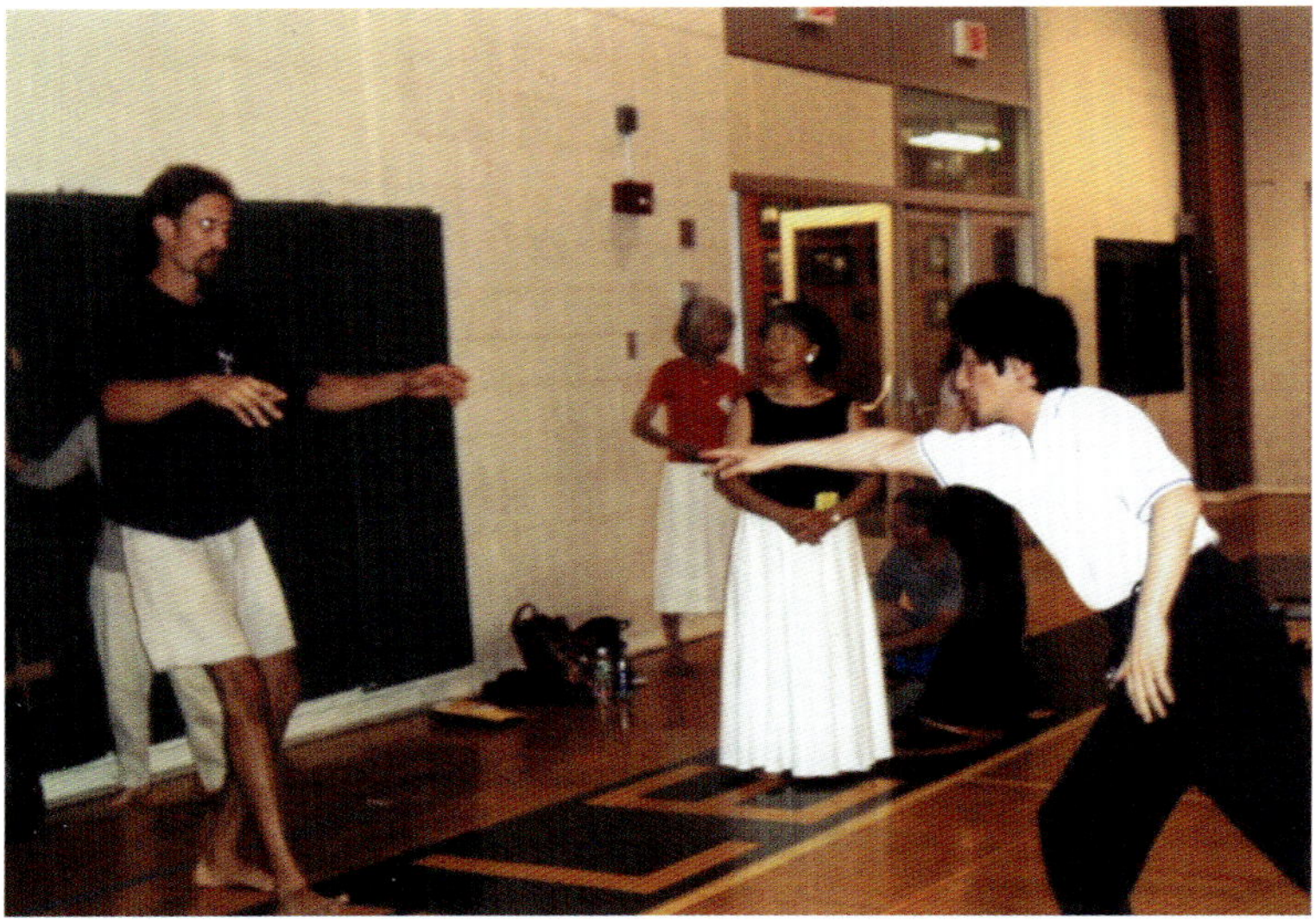

写真４："ビッグ"イエスキリストと

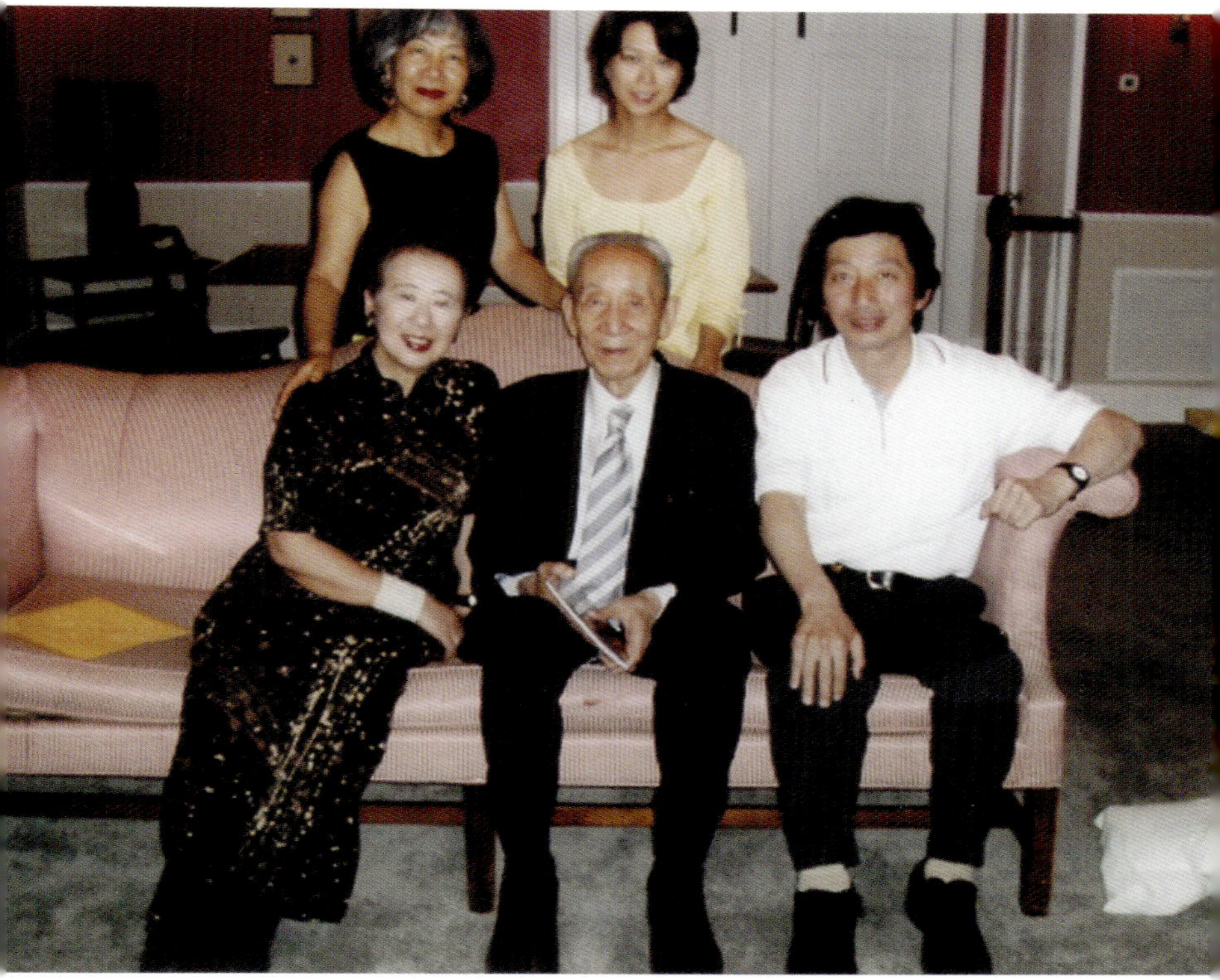

写真５：久司道夫先生を囲んで桐島洋子さんと藤山久実さん

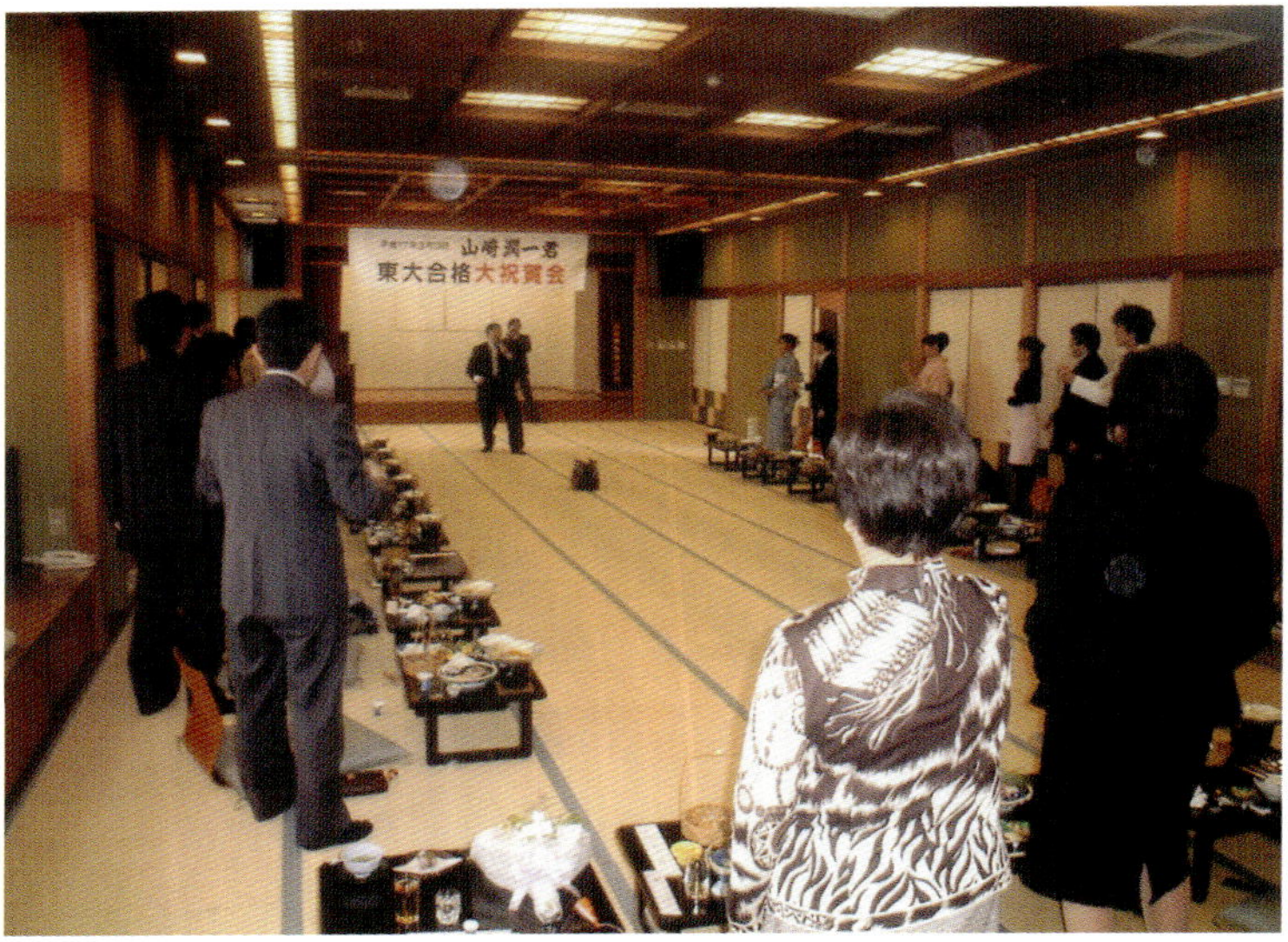

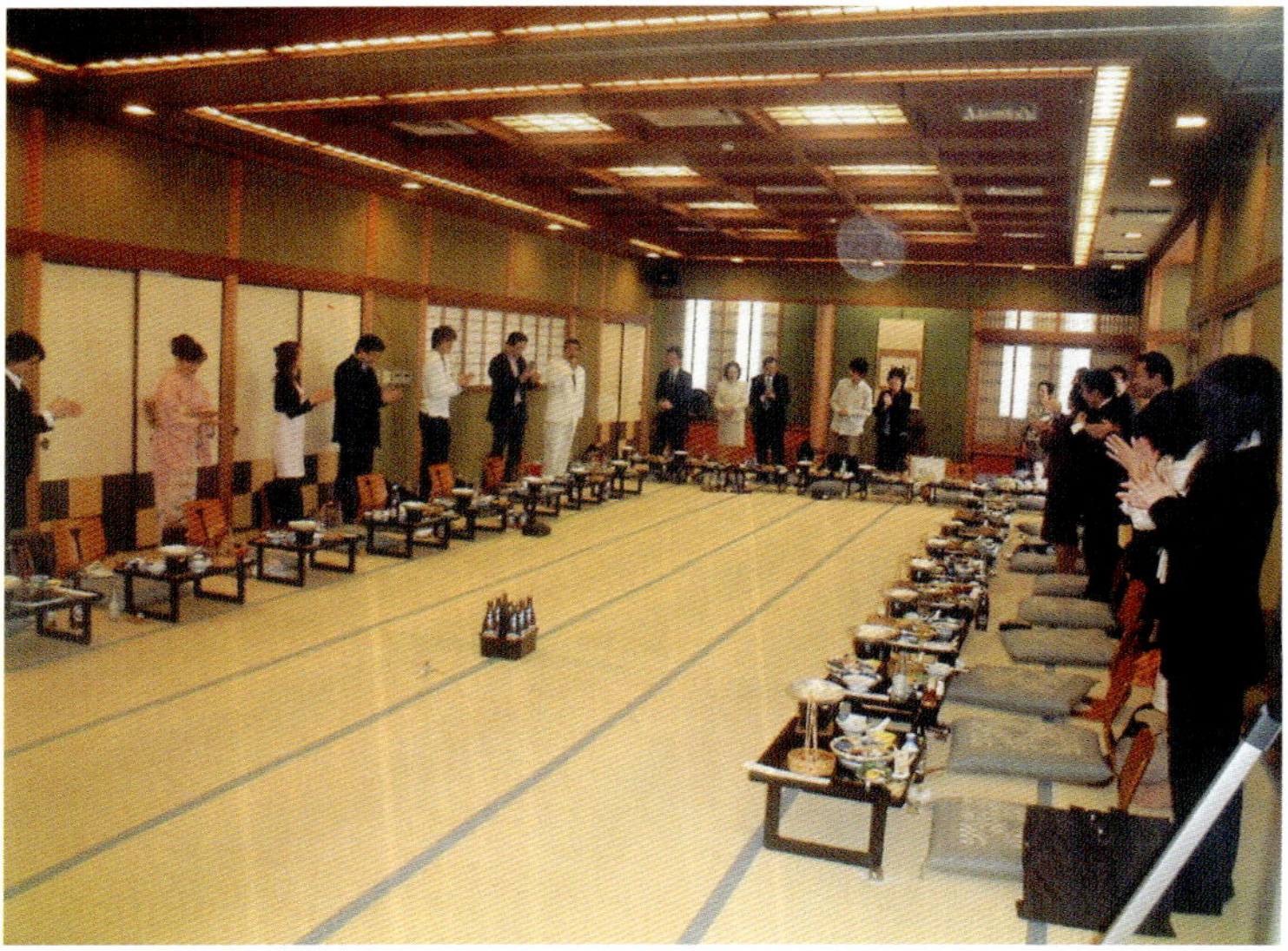

写真６：東大合格祝いの席で、写真に数々のオーブ（たまゆら）が写っていた

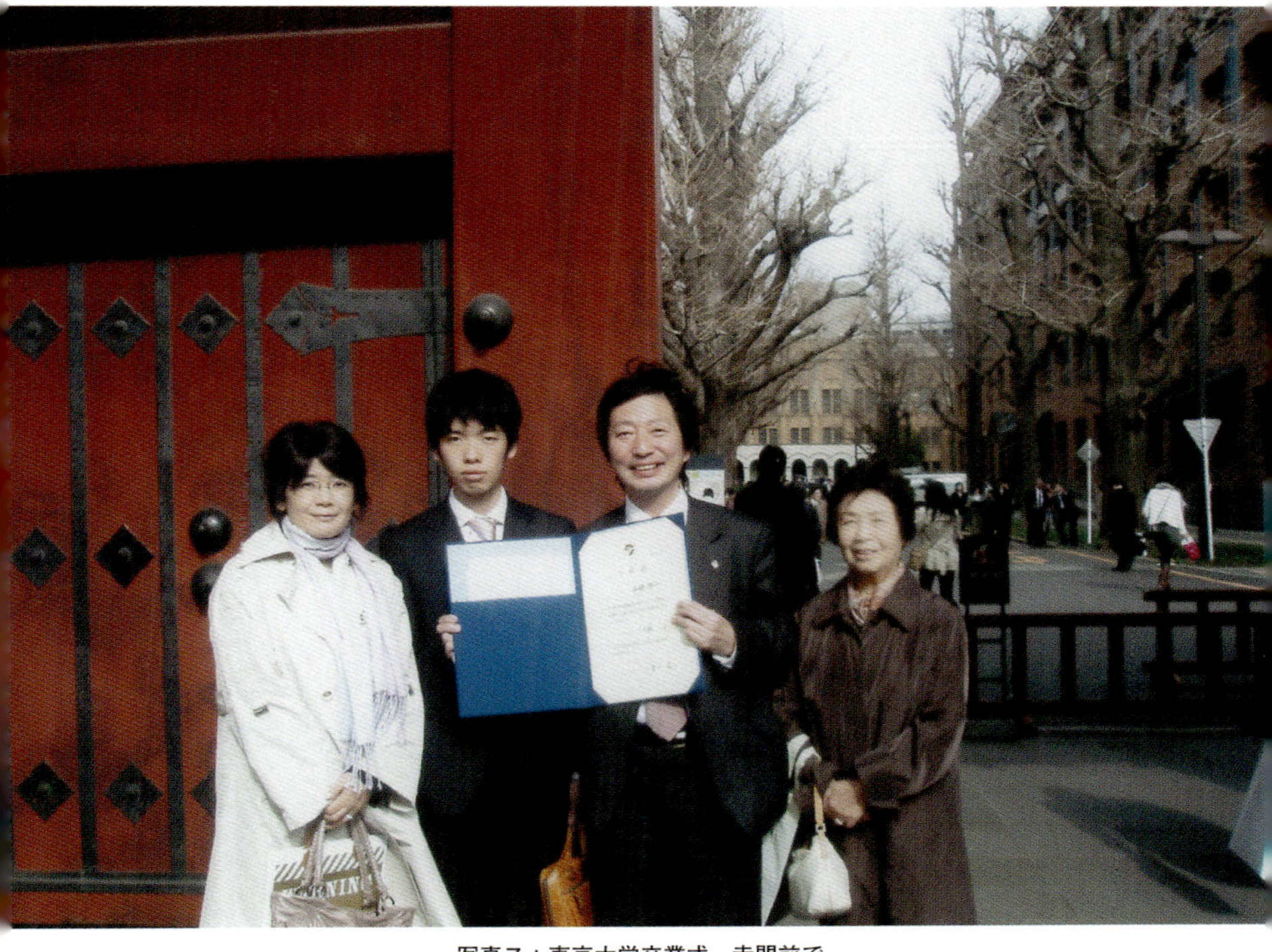

写真７：東京大学卒業式。赤門前で

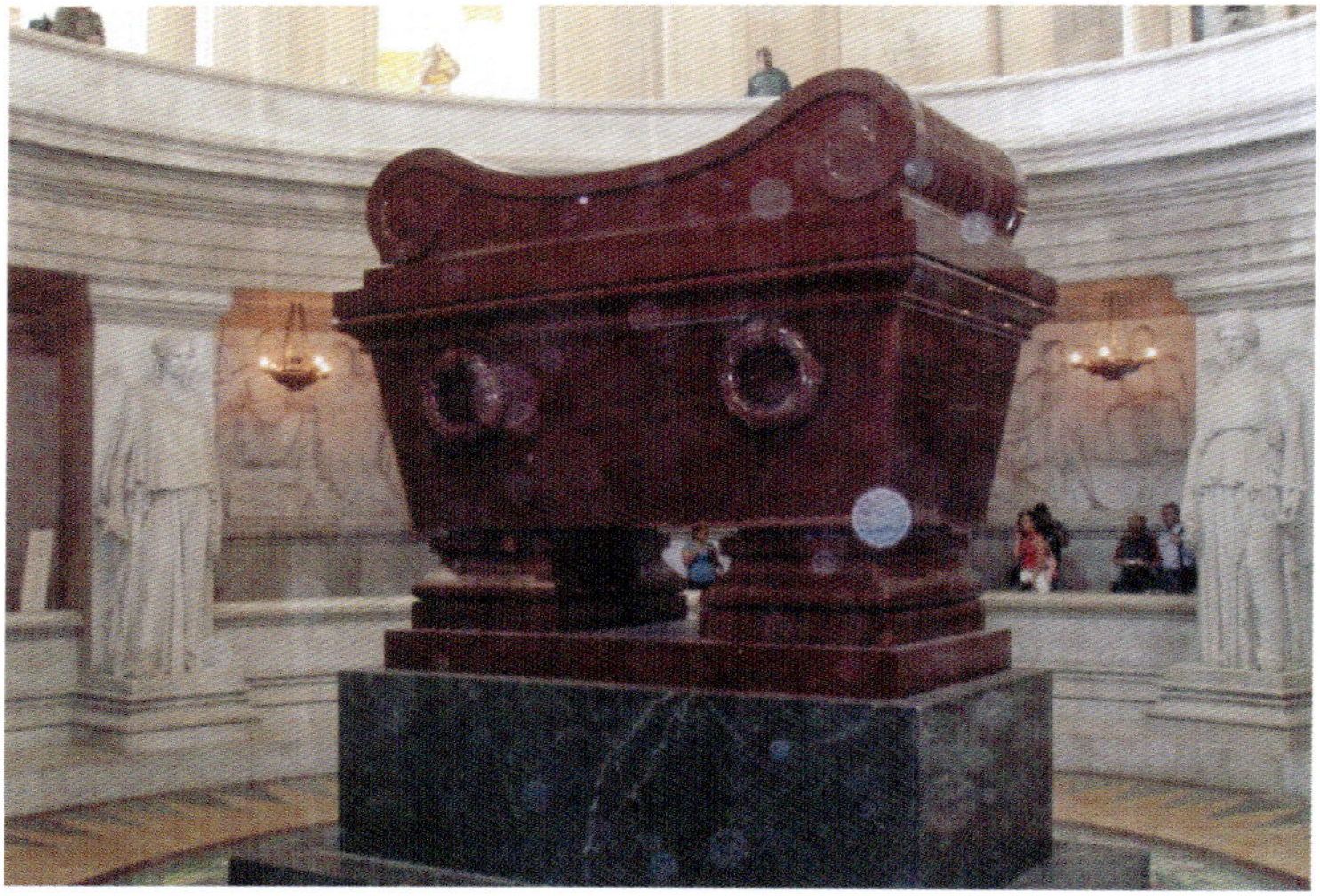

写真８－１：皇帝ナポレオンの棺

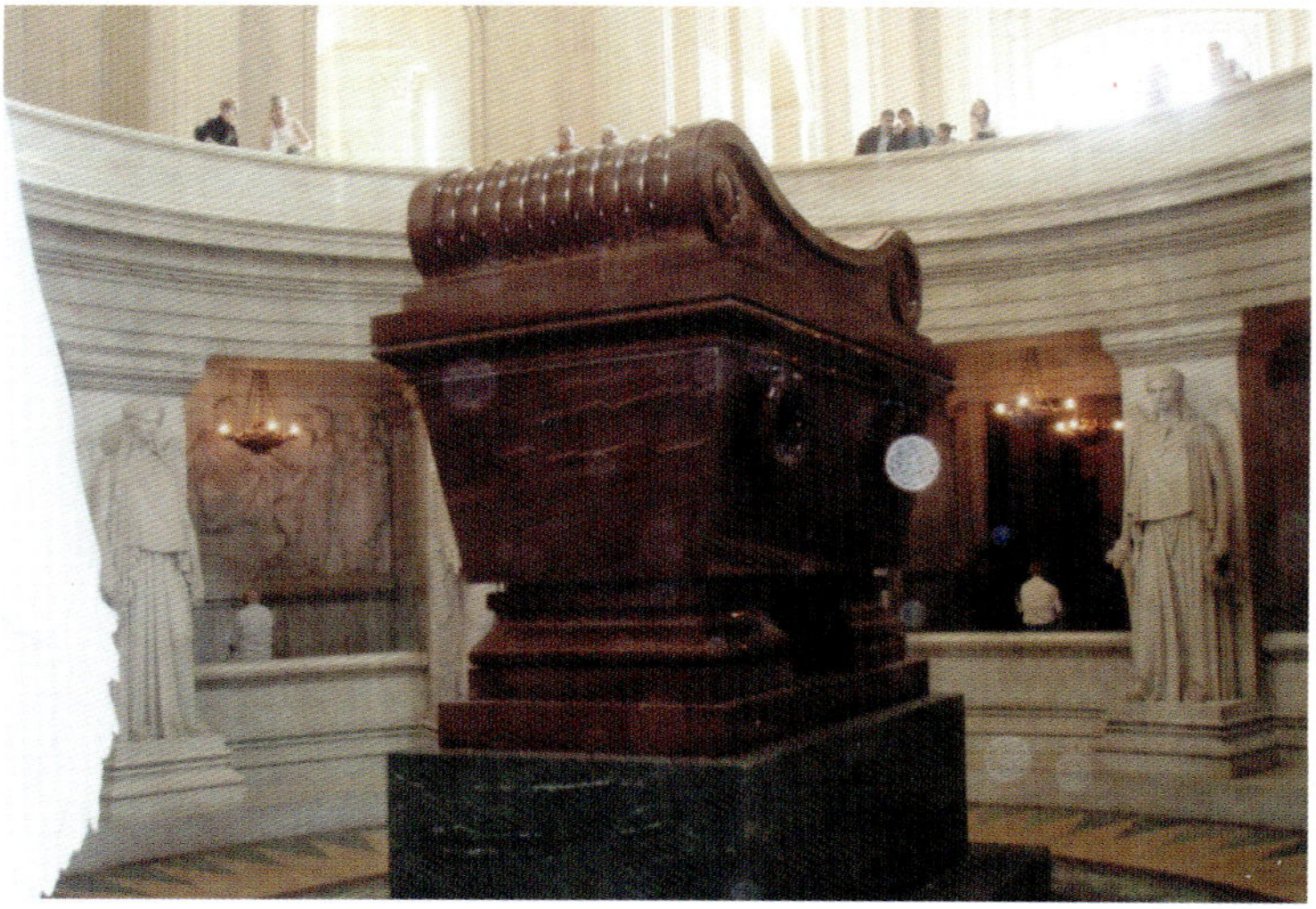

写真８－２：皇帝ナポレオンの棺

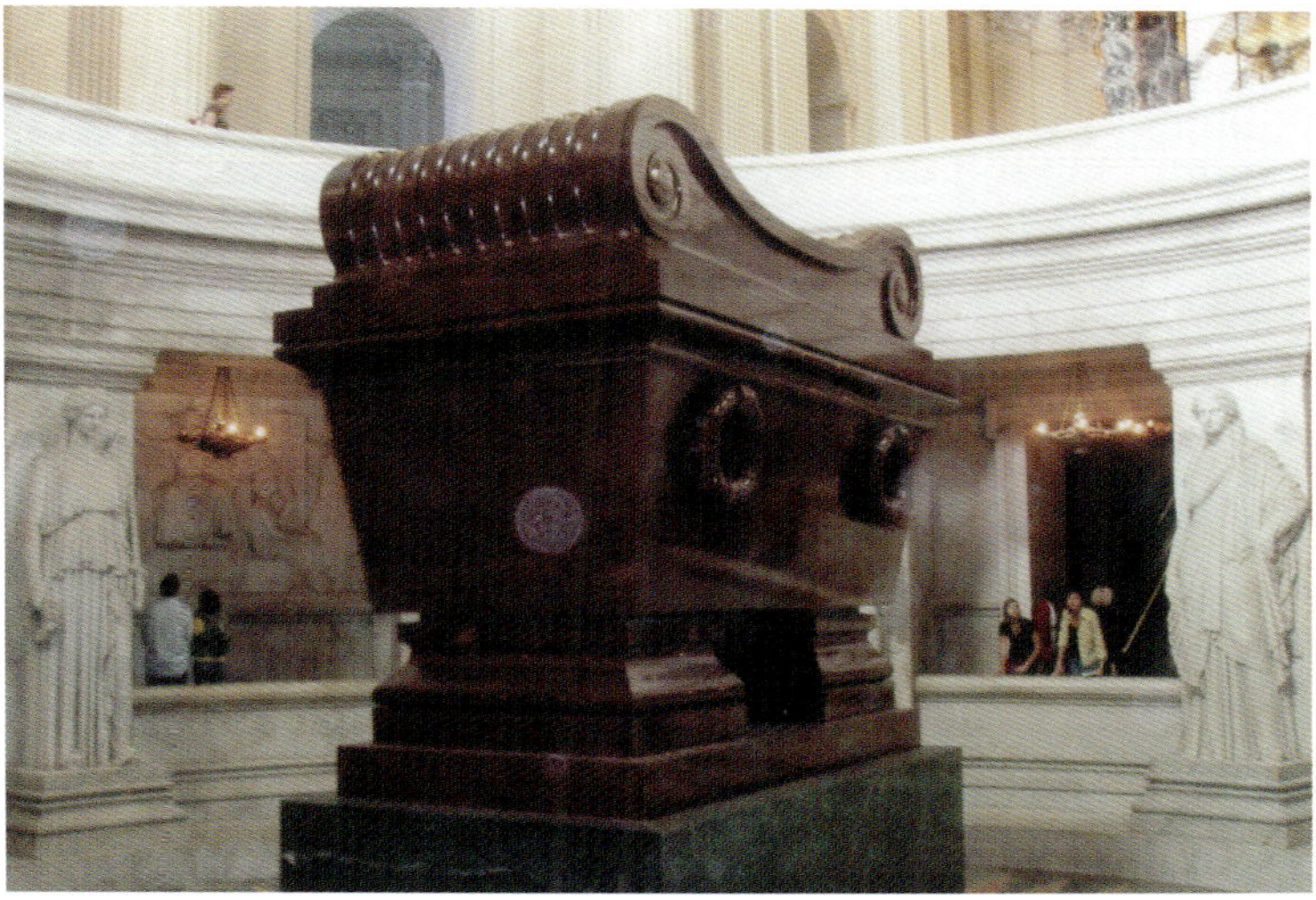

写真８－３：皇帝ナポレオンの棺

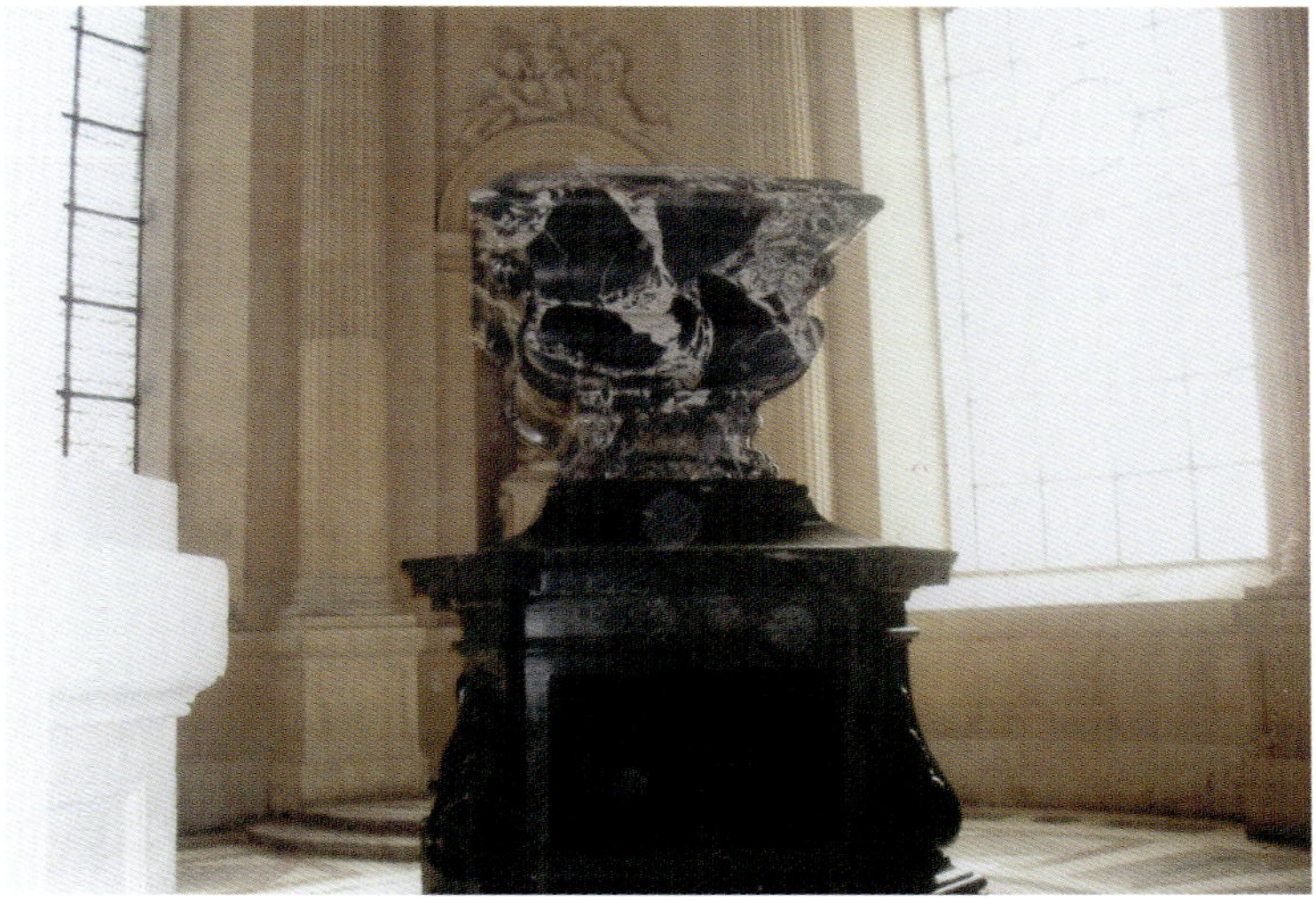

写真８－４：帝妃ジョセフィーヌの棺

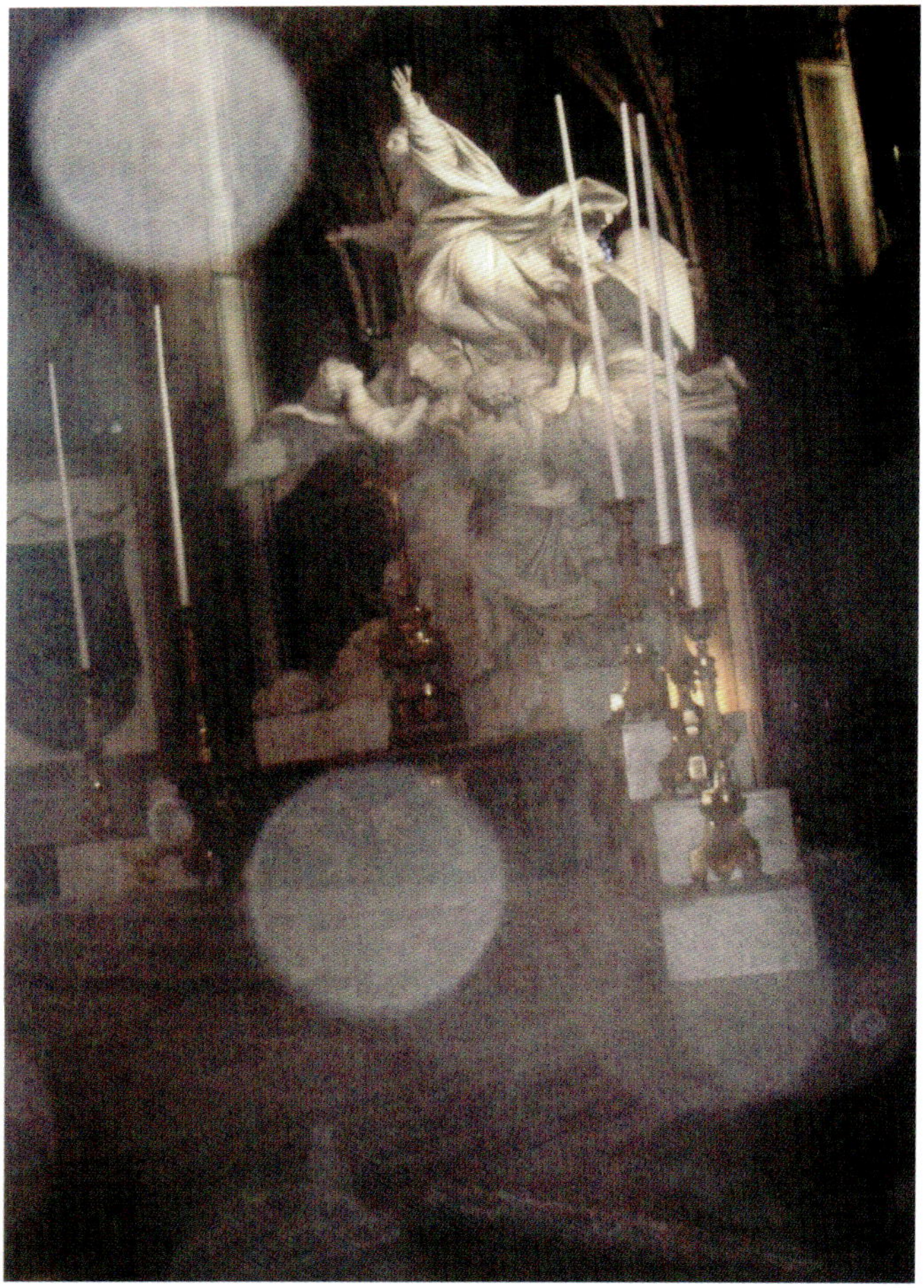

写真９：シャルトル大聖堂

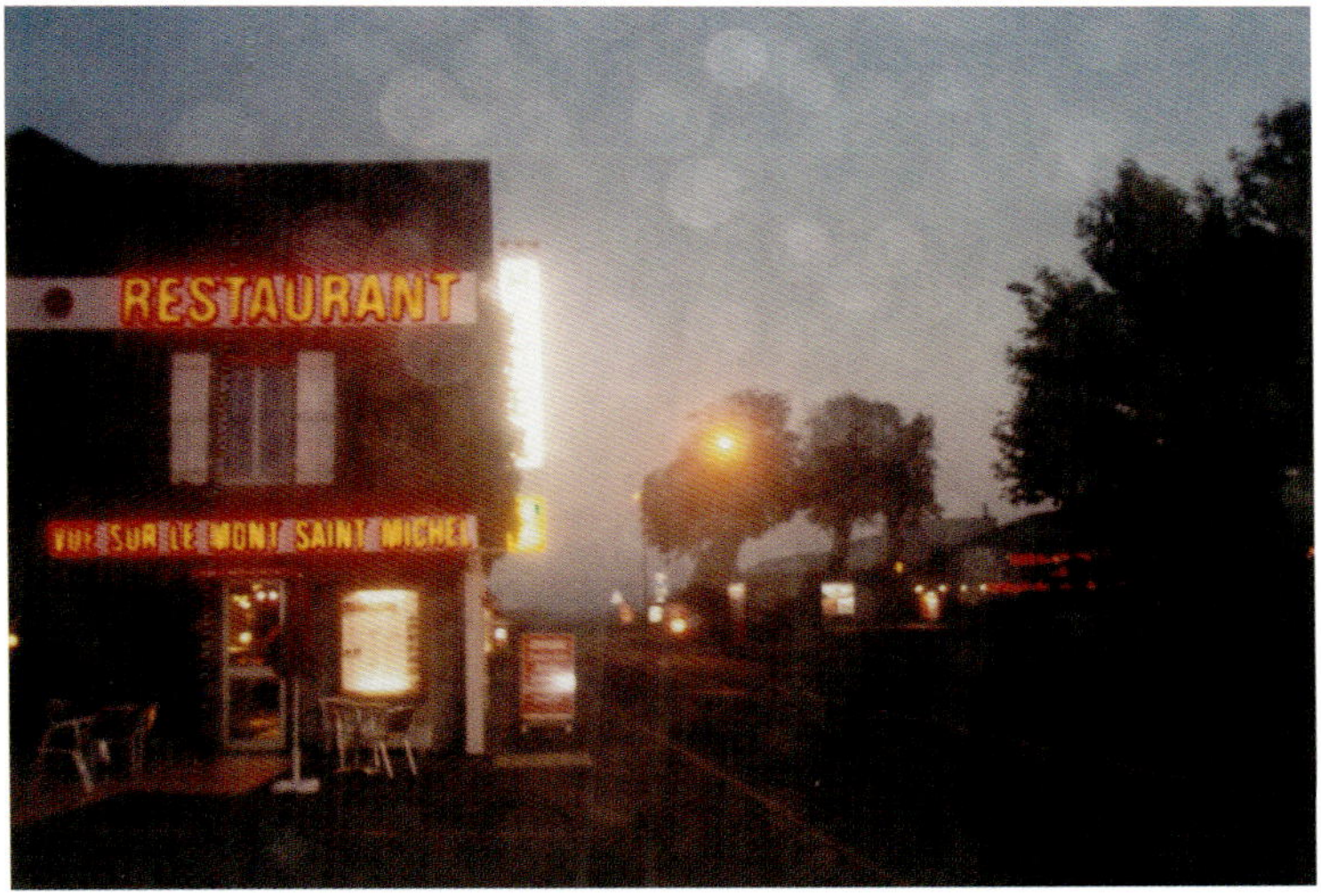

写真 10 － 1：モンサン・ミッシェルの朝

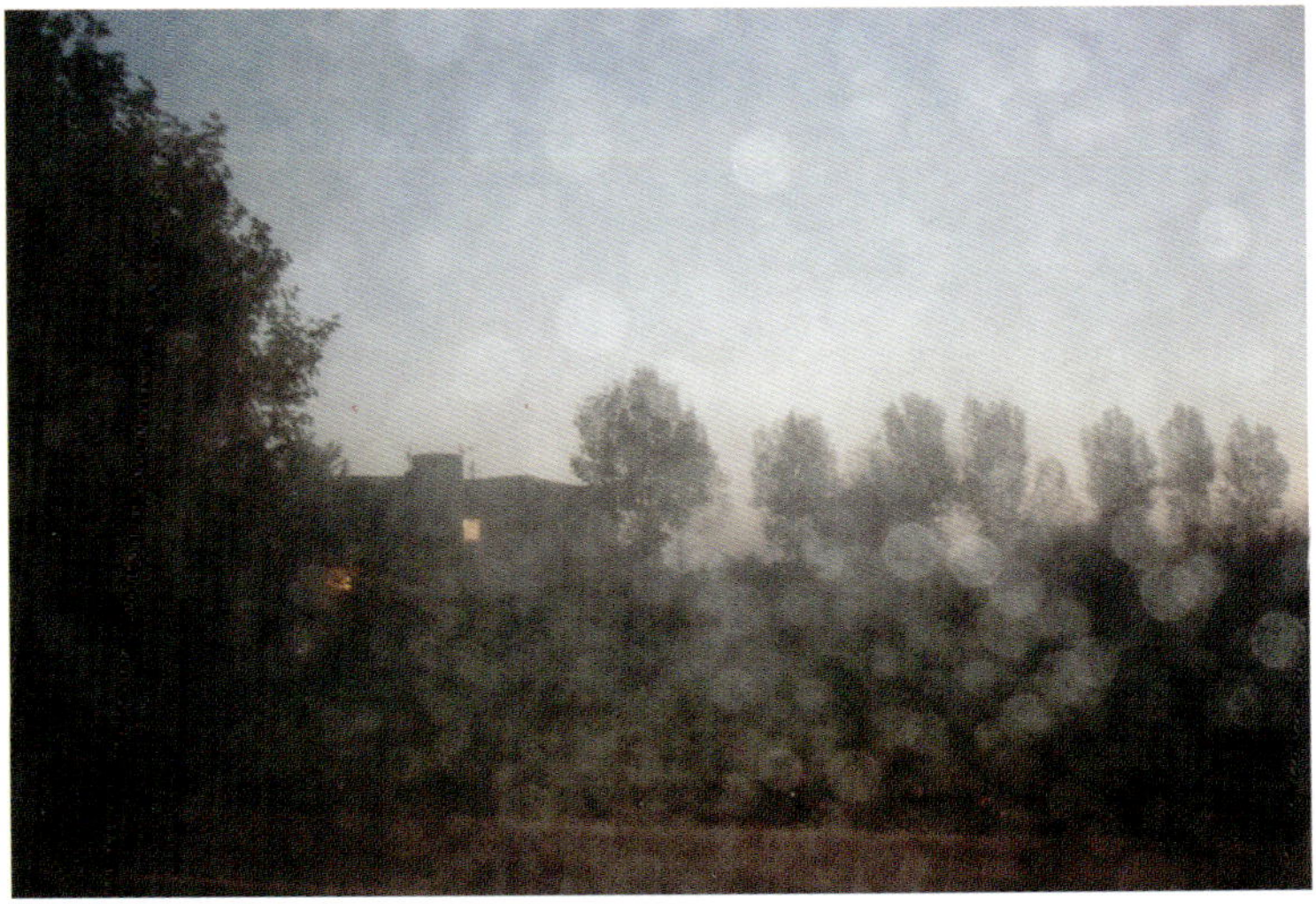

写真 10 － 2：モンサン・ミッシェルの朝

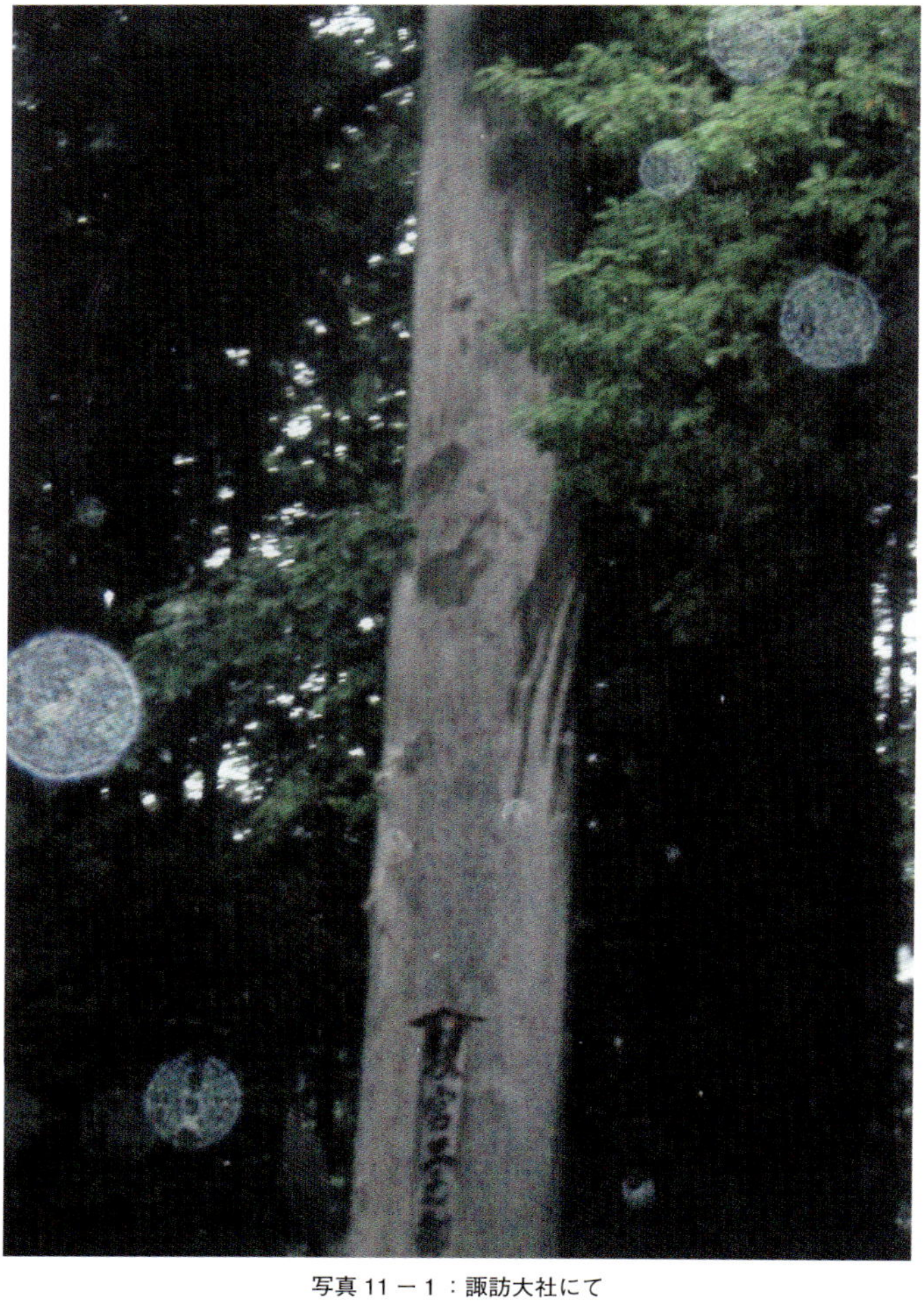

写真 11 ー 1 ：諏訪大社にて

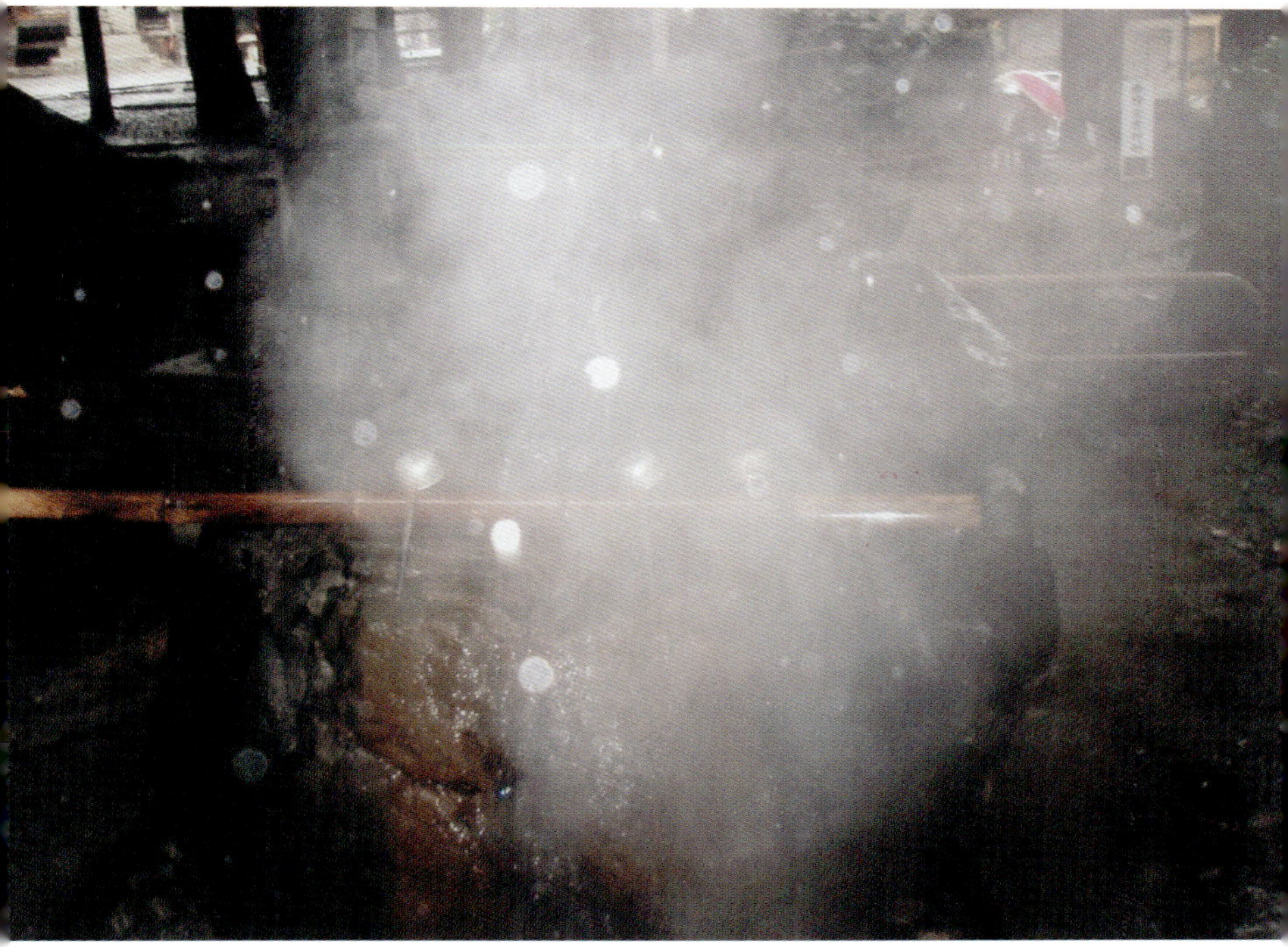

写真 11 －２：諏訪大社にて

◎著者プロフィール
山﨑 秀夫（旧姓 篠塚）

1956年（昭和31年）3月2日生まれ。

中央大学法学部卒業後、中部電力株式会社に入社。

西野流呼吸法　ア・ウンの気代表。山旺建設株式会社取締役社長。山旺建設工業代表取締役会長。公益法人西尾法人会会長、愛知県土木研究会岡崎支部会長、愛知県農業土木研究会副会長・幡豆支部支部長など公職多数。

気功歴は、平成2年に西野流呼吸法に入門。平成14年、自宅に道場開設。西野皓三先生より唯一、指導員の許可を頂く。

気の奥義 ～気を循環すれば幸福《ハッピー》になれる～
西野流呼吸法がもたらす三大奇跡

発行日　2016年１月21日　第１刷

定　価　本体1600円＋税
著　者　山﨑秀夫
発　行　株式会社 青月社
〒101-0032
東京都千代田区岩本町3-2-1 共同ビル８F
TEL 03-6679-3496　FAX 03-5833-8664
印刷・製本　ベクトル印刷株式会社

ISBN 978-4-8109-1291-3